日本における生殖医療の最適化

浅井 美智子

大阪公立大学共同出版会

日本における生殖医療の最適化――目次

はじめに …………………………………………………………………… 1

第Ⅰ部　医療のなかの出産から人工生殖へ ……………………………… 5
　第1章　「助産システム」の変容 …………………………………… 7
　第2章　助産技術とジェンダー ……………………………………… 18
　第3章　新生殖技術に対する受容と拒否の要因 …………………… 29
　第4章　人工生殖に対する自然観とその変容 ……………………… 41

第Ⅱ部　生殖テクノロジーのゆくえ …………………………………… 59
　第5章　新生殖技術の臨床基準はだれが決めるのか ……………… 61
　第6章　バイオテクノロジーを問題化する言説への疑義 ………… 78
　　　　　──生殖技術をめぐる言説のジェンダー視点の不在──
　第7章　生殖身体のドネーションについての検討 ………………… 88
　第8章　日本における生殖技術の最適化 …………………………… 104

おわりに …………………………………………………………………… 123

はじめに

　イギリスで、世界初の体外受精児が誕生したのは1978年のことである。遅れること5年、1983年、日本でも初の体外受精児が誕生した。「試験管ベビー test-tube baby」と騒がれたことはもはや昔のことである。今では年間5万人以上の体外受精児が誕生しており、日本産科婦人科学会の報告によれば、体外受精による出生累積数は2016年には50万人を超えた。また、体外受精を支える周辺テクノロジー——たとえば、卵子や精子、受精卵の凍結保存、顕微鏡下での授精など——は広くルーチン化された専門職によって実施されており、その技術力も向上している。つまり、技術によって医療的に生命をつくることが日常的に行われるようになったのである。

　政治的には、長く続く少子化対策として、若い女性に「卵子の老化」とそれにもとづく不妊について啓蒙し、早く子どもをつくることを奨励したり、20歳代の未婚女性に卵子の凍結に補助金を出したりする自治体も現れるようになった。また、不妊治療としてばかりでなく、生殖医療は再生医学研究に用いられる胚や卵子を提供しているが、人体をめぐる倫理は放置されている。この新しい医療はどこへ向かうのだろうか。

　本書は、1990年から2009年に至る、およそ20年間に、私がかかわった「新しい生殖医療に関する調査・研究（科研費などの補助金によるもの）」をもとに構成されている。第Ⅰ部は人工生殖とそれを支える生命を操作する技術を受容していくわれわれの心性を準備した「助産システムの変容」を捉えようとしている。

　多くの先端的不妊治療を行っている国々は、不妊治療が医療的必然というよりはむしろ市場と消費文化（たとえば、卵子のない人が他者の卵子によって子どもを産みたいなどの欲望）に応えるためにこそ、ルールをつくってきた。日本にはそのようなルールはまったくない。第Ⅱ部では、ルールのないところで何が起こっているのか、起こっていることに、だれがどのような対処をしているのかを検討している。

　ニコラス・ローズは、「日本における生命科学の制度的かたち、経済のあり方や資本の体制、そして権威、評価、主体化のシステムは、ほかの地域とは大きく異なっている」（ローズ2014：ⅶ）という。どう異なっているのか。本書は

それに多少なりとも応えることをねらっている。近頃、子宮のない女性に子宮移植を行うための臨床実験の認可を求める申請が生殖医療の専門団体（日本産科婦人科学会）に出された。さて、専門家集団（牧人司祭権力）（同上書：17）はどのように回答するだろうか。

　もともと私は、ジャン＝ジャック・ルソーの政治思想の研究をしており、新しい生殖技術や不妊治療、また助産などとは無縁であった。当然、人工授精や体外受精はもとより、お産の変遷など知る由もなかった。ところが、大学院の助手をしていた当時、研究科長であった生物学者の太田次郎先生から「体外受精などの新しい不妊治療を中心に、生命を生産することの倫理性について研究してみないか」との誘いを受けた。当時、1980年代後半の日本において、耳目を集めていた生命に関する新たな問題群は、頓挫していた「脳死・臓器移植」を日本国内でいかに実施するかであり、体外受精など例外的な子づくりが生命倫理的観点から注目されるなど、思いも及ばなかった。

　ところが、当時、ミシェル・フーコーの思想からルソーが西欧における18世紀・19世紀に始まった「生命にかかわる政治」を意図した先駆者であることを学んだ。つまり、ルソーの思想を総合的にみれば、それは新しい時代の「新しい統治」と、その統治に適合的な「人間の生産（生殖）」と「人間の教育」を追求したということになる。ルソーの政治思想の延長線上に統治としての「生命の生産とその管理」があることを自覚したのであった。ルソー以降の政治は、出生率や死亡率の掌握、集団の健康と病気あるいは生殖の管理、また、生命の質の管理としての遺伝的疾患への干渉など、「生命の統治」の時代であった。

　さらに、20世紀後半には、ヒトゲノム解読とともに新たにバイオテクノロジーの時代へ突入し、それまでとは別種の危惧が生まれた。たとえば、生殖テクノロジーとバイオテクノロジーが結びつくことによって、デザイナーベビーに代表されるように、人間の本質を侵犯するのではないかと危惧する生命倫理学者も登場するようになる。私もまた、遺伝子操作によってフランケンシュタインのような怪物人間が生み出されるのではないか、また、バイオテクノロジーと資本の結びつきが人間のみならず地球上の生物を変形させるのではないかと危惧した。

　また、不妊治療として展開されている新たな生殖技術は、顕微鏡下で卵子に人為的に精子を送り込む方法（顕微授精）を専門・ルーチン化[1]したり、配偶

子（精子・卵子）や受精卵の凍結を可能にして生殖が超えられるはずのなかった「時間」を超越したりした。さらに、ヒト発生の研究が生み出した ES 細胞はあらゆる臓器へと分化する細胞であり、その多能性に驚愕するとともに、それがヒトになる胚を壊して作成されることへの倫理的懸念や人間の本性を侵犯すると論ずる生命倫理学者の論にふれ、首肯することもあった。このように、不妊治療として臨床実施されている体外受精だが、この技術が男女一対の生殖に亀裂を入れることから、これまで営まれてきた家族や親子関係はどのようになるのかという懸念も生まれた。つまり、提供精子や提供卵子による生殖、代理懐胎・出産による生殖は、だれが親かという問題を生み出すばかりか、これらの技術によって生まれる子どもがその存在を肯定できないということも起こりうるのではないかと思われた。さらに配偶子（生殖細胞）や懐胎・出産のやりとりは慈善の場合もあるが、おおむね市場を形成している。しかもそれは地球規模である。生命の素材や生命を誕生させることを市場経済に委ねることができるものか、疑問は膨らむばかりであった。

ところで、こうした事態に多くの西欧諸国はそれぞれの文化に適合的な倫理的規範（生命倫理法）を作成し対処している。のちに代理出産や提供卵子による生殖医療の市場を形成した国々でも、それぞれの社会に適合的な法的規制はある。しかし、早い時期に先端生殖技術の臨床展開がなされた日本には法的規制がないばかりか、倫理的に問われることもないのである。規制がないのであるからなんでもやりたい放題かというと、むしろ、不妊治療として用いられる先端的技術はおよそ夫婦間の生殖にかぎり臨床応用されている。つまり、生殖身体のやりとりをするシステムは構築されていないのである。そのため、たとえば提供卵子や代理出産は外国で行ってくるのが実情である。これが、ローズのいう日本における生殖医療の「最適化 Optimization」状態[2]ということになろうか。なぜ日本ではこのような生殖医療の最適化、つまり規範のない均衡が保たれているのか。本書が多少なりともこの問いに応えることができれば幸いである。

なお、各章の初出、書き下ろしなどは本書末に掲載している。

【註】
1）顕微鏡下で卵子に精子を送り込む専門職＝エンブリオロジストも生まれている。
2）日本における先端的生殖医療の最適化については、第8章で検討している。

第Ⅰ部

医療のなかの出産から人工生殖へ

第1章 「助産システム」の変容

はじめに

　今日、日本社会は少子化現象が続いており、その原因として女性の高学歴化や非婚者の増大、高齢出産などが指摘されてきた。ところが、出産の場が家庭から病院などの施設へと変化したことの意味はあまり言及されてこなかった。もちろん、お産の安全性を考えれば、医療的処置の可能な病院などでの出産が選好されることは否定できない。しかし、生殖の要は基本的に産む身体の両義性にある。つまり、「産む」ことは生理的現象だが、人間の生殖は生理的問題以上に文化・社会的問題としてあるということである。生殖、とりわけ生理と文化を架橋する「出産」は、きわめて境界的事象である。戦後の日本社会では、その出産の状況こそが著しい変化を被るものであった。今や祖母や母の語る出産は存在しない。出産は日常生活のなかから消えてしまった。それは、個々の出産にどれほど意味があろうと、生理としての出産は医療的空間に設定された「ルーチンワーク」のなかで営まれている。

　このような「お産」をめぐる状況こそがわれわれの社会における生殖の意味の具現態である。換言すれば、お産は人間の再生産をその社会がどう捉えているのかを示す指標であるといっても過言ではない。女であるから産むのではないし、女であるから産めと言われても産むものでもない。しかし、「産む」現実を受け容れるとき、「どのように産むか」はきわめて重要である。というのも、妊娠・出産・授乳期とは、その期にある者にとっては、生理的状況と文化・社会的状況を一挙にその身体に引き受けている状況なのである。

　ここでは、それを「助産システム」と名づけておく。今日、われわれの社会が出産忌避する社会であることは事実である。その要因もさまざまに言及され、政治的にも出産力の回復が望まれてはいるが、回復する様子はみられない。ここでは、筆者らが行った【調査研究C】[1]の成果を踏まえた上で、戦後の日本における助産システムがいかなる変容を遂げたのかを概観し、日本の助産システムの問題点を探りたい。

1.「産む」から「産ませる」へ

戦後の「助産システム」の転換

昭和30年頃を境として、お産は確実に施設分娩へと変化[2]を遂げた。現在では、自宅や助産院での出産はきわめてまれである。この変化は、助産が助産婦（産婆）から産科医の手に移行したことを示すものでもある。戦後のGHQの施策がこのような移行を促したとはいえ、出産が日常生活と切り離された医療的空間に囲い込まれることによって、日本の出産の構造は大きく変貌した。

出産は単なる生理現象ではない。つまり、出産は生理学的側面をもつものであると同時に、文化的あるいは社会的管理とが複雑に関係したシステムのなかで営まれる。施設とりわけ病院での出産は、医療的空間とその手続きのなかで進むものであり、産婦が患者とならなければならないことを意味する。しかし、それが一般化されているシステムのなかでは、疑問視されることはない。文化人類学者ブリジット・ジョーダンのことばを借りれば、「いかなる出産のやり方も相互に依存し合い、内的に一貫しているさまざまな信念と実践から成り立っている。この依存性と内的一貫性、そしてそれゆえにシステムの効率的な運営を維持する作業は、出産についての各土地での考え方を基準として行われる絶えざる正当化のプロセスをとおしてなされる」（ジョーダン2001：149）ということになる。

したがって、現在、日本における出産の多くが医療的空間で営まれているという事実は、出産が医療システム、すなわち、医学的信念と実践によって行われているということである。ここでいう医学とは、後述するようなアメリカ流の医学的信念と実践が多く入り込んでいるということである。しかしながら、大林道子が詳しく論じているが、GHQが意図的に日本の出産システムの転換を図る以前に、助産婦と産科医による助産の一貫したシステムが確立していたのである[3]。それは、正常産を助産婦が扱い、異常産において初めて産科医が呼ばれる体制であった。ところが、アメリカ流の助産が大勢を占めるようになってみれば、正常産、異常産を問わず、出産は医療的システムの基準によって進められる。お産は「病気」になり、産婦は「病人」の役割を引き受けるということである。

自宅出産がほとんどであった時代には、家族や近隣の人々、親族や友人などの関係から切り離されることなくお産が進展していった。分娩の場にいる助産

専門家は助産婦ただ一人である。代わって医療空間のなかでの出産は医療システムの基準によって進行するばかりか、産婦は患者であるから、まわりはすべて医者関係者ということになる。そこでは産婦は患者にならなければならない。つまり、医療機関（病院）は、産婦が患者であることが正当化されているシステムだからである。このような日本の助産システムの転換は、出産の意味をどのように変えたのだろうか。

産婆から助産婦、そして産科医へ

大林道子は、激減した出生数とともにお産婆さんが消えてしまったことに言及している。「昭和30年前後までは、あのお産のための七つ道具を入れた黒い四角い革かばんをさげて産家に急ぐ"お産婆さん"を、ちょっと年配の方なら覚えているだろう。こういった人々の目に見え、親しい存在だった助産婦が、私たちの目の前から急激に姿を消したのであった」（大林 1994＝1996：15）。

産婆という呼称で呼ばれてきた助産婦とはどのような存在であったのか。日本では古くは白の小袖に紅の袴をつけた巫女がお産の介助をしている姿が「北野天満宮縁起」[4] などに散見される。現代においても先の大林の指摘どおり、昭和30年頃までは「お産婆さん」は活躍していたのである。西洋においても、助産は女性の手に委ねられてきた。助産が男性に取って代わられるようになったのは、まさに近代医学の登場によってであるといわれている。「男性が助産者の職につくようになったのは、魔女狩り時代の終焉と一致する」（アクターバーク 1994：198）といわれる。分娩の手助けをするのがなぜ男性主導になったのかは興味ある問題である。まずは生理的意味において、出産はその生理的意味を了解できる女性が援助してきた。そこに男性が登場するには何らかの意味がなくてはならない。

西洋ではそこに経済的利益をみた男性の参入があったという指摘がある。アクターバークによれば、1500年以前は教会が産婆を統制していた。やがて、産婆が法によって認可されるようになったが、それは女性にかぎられた職業であったという。そこへ男性助産者が参入するようになったのは、助産によって富裕な中産階級から経済的報酬を期待できたことと、出産を促進する器具の発達によるという。男性が正常分娩を担当するようになっていくにつれ、産婆は産室という領域から閉め出されていったのである。

日本における「産科学」の登場は、江戸中期に始まる。それは、賀川流産科

術である。賀川流産科術は「回生術」と呼ばれ、「一般に、母胎の健康や生命が危ぶまれる際に胎児を鈎で切り裂いて引きずり出し、母体の生命を救出する技術」(金津 1997：65) だとされている。つまり、この回生術は、難産や母胎の危機を回避するための術であった。それは正常産を扱うものではない。したがって、賀川流産科術がそのまま現在の産科学へと直接接続するものでないことは明らかである。金津日出美は、明治後期に、「〈日本産科学〉は、西洋医学、とりわけドイツ産科学との緊張関係に立ちつつ、それへの対抗的言説として〈伝統〉を新たに創造しつつ成立してくる」(同上書：65) ことを論証している。

しかしながら、賀川流産科術が胎児を引きずり出し、母体を救うだけの外科的産科術であったのかというと、それは違うのではないかと思われる。賀川玄悦によって創始されたとされる産科術が回生術と同義のように理解され、残酷な産科術のようにドイツ医学界から批判されたことは事実である。日本における近代産科学は、1919年、緒方正清が著した『日本産科学史』[5]の意味を位置づけることによって明らかになる。金津は、緒方らは西洋産科学が日本に導入されてきたことに対し、西欧の医学に匹敵する「日本産科学」を打ち立てようとしたと解釈している。日本には賀川流の産科術というものがあること、それが外科的手術をともなうものであるがゆえに、西洋の近代産科学に対抗できるものとして再評価されたというのである (同上書：65)。

しかし、日本の産科術といわれる賀川流産科術は明治期に緒方が解題したように、回生術の近代性だけが特化されるものではなかったように思う。賀川流の門弟である佐々井玄敬（茂庵）の著した『産家やしなひ草』の序文に、賀川玄悦は「産は病にあらず」と書いている。さらに、民間のお産に関していわれていることがお産を病に導くものであるとも書いているのである。

> 「お産は病気ではありません。ところが近頃のお産の場では産椅と腹帯で妊婦のからだを束縛したり、煎じ薬で暖めたり冷やしたり、ある時は食事の禁忌を気にして栄養をとれなくしたり、ある時は祈祷や呪術を信じてまよいを増したりします。妊婦は外では学識のない卑俗な医者から指図され、内では取り上げばばの誤った教えをきかされたりして、心身に余計なことをやりすぎ長引く病気になってしまします。このような弊害はすでに二三百年にもなります」(佐々井玄敬（茂庵）2000：1)[6]

賀川玄悦の門弟茂庵自身、大阪で開業して「難産」の治療をしてきた旨を『産家やしなひ草』の自序で述べている。だが、この書の目的は「産前産後」の養生法の伝授なのである。つまり、これは正常産を医師が扱ってきたことをうかがわせるものである。この著はまさに産前、分娩、産後を通して「安全」なお産を指南するテキストであることは間違いない。とはいえ、江戸中期頃の大阪は都会である。日本全土に茂庵のような産科医がいたとは思われない。出産の多くは産婆の手によってなされていただろうと推測される。

ただ言えることは、出産のジェンダー的転換が日本ではそれほど劇的なものではなかったのではないかということである。つまり、西洋においては助産は女性の領域であった。近代の医学の登場、鉗子などの技術の開発、経済的利権の領域であったことなどが男性産科医の助産への参入を促した状況とはいささか異なっているように思われる。

2．出産の医療化

「優生保護法」と男性産科医

先の大林、金津の指摘のとおり、GHQ の助産改革以前の近代日本では、日本独自の産科学にドイツ産科学を得た「産科学」が誕生したが、正常産と異常産を助産婦と産科医がきれいに分業してきたのではないかと推測される。ここには、出産の文化的状況と近代的医療を含意した助産が新たな助産システムを確立しつつあったことをうかがわせるものである。先に指摘したように、昭和30年頃までは当たり前だった「家庭出産」は、出産の生理に合わせた医療的資源や人的資源の提供が人々の出産をめぐる文化と調和的に成立していた希有な時期であったということもできる。

正常分娩は助産婦が、異常分娩は産科医が手がけるという不文律は、「お産を病理よりは生理に近いものととらえ、助産の主体は助産婦による自然分娩であり、それで処置できない異常分娩のみに産科医が関わるというお互いに補い合い、また他の領域にふみこまない」（大林 1994＝1996：16）ものであった。

ところが、戦後、アメリカの医療的分娩法の産科学が導入され、「日本には、助産婦がいて助産婦制度がしっかりと根づいていたにもかかわらず、アメリカ系産科学が優性になるにつれて、正常産への男性産科医の介入が進んだ」（同上書：17）と大林は述べている。たしかにその論にほぼ異存はない。だが、助産

への男性産科医の参入が即、それまで根づいていた助産婦制度を破壊した直接的要因であるとするには無理があるように思う。助産システムのもっとも大きな変容を促したのは、戦後のGHQの衛生管理の方針と助産の「医療化」、とりわけアメリカ流のそれへの施策的転換があったことは事実である。しかし、男性の産婦人科医が活躍の場を広げた契機は、1948（昭和23）年に公布・施行された「優生保護法」にある。つまり、戦時中の「産めよ殖やせよ」の施策が「産児制限」へと転換されたため、人工妊娠中絶を行える産婦人科医が生殖医療のなかで重要な位置を占めるようになったのである。中絶は、「当時誰でもが平常産を医療の必要な領域としてではなく、女性の暮らしの一部とみなしていた」（吉村、1996：134）お産に、医療が介入してくる、まさに契機となった。

また、戦後の高度経済成長期には、これまで自宅出産を支えていた日本の出産文化は、核家族化や都市への人口流入によって衰退していく。昭和33年の母子保健センターの設置が病院出産を促したことも要因である。先人の語りや出産文化の代わりに登場した数々の育児書もまた、病院出産を受け容れていく契機となった。たとえば、アメリカ育児学を推奨する松田道雄[7]は、『赤ん坊の科学』[8]で、不潔な病院よりも衛生的であれば自宅出産もいいが、設備のよい慣れた医者のいるところでした方がいいと推奨している。というのも「アメリカで、白人にくらべて黒人にお産のときの不慮の死が多いのは全く産院でお産をせず、自宅でするからだ」（松田1949：17）と記し、GHQのもたらした医療機関での出産を奨励している。このように、「優生保護法」を梃に、医療者側からも病院出産が進められたこともあり、それを「よきもの」と感ずるような文化的受容があったと考えられる。

これが戦後に展開された「助産システムの変容」すなわち「助産システムの最適化」である。しかし、この最適化により、われわれの社会は出産において何を得、何を失ったのだろうか。

出産場所の変化が意味すること

先に、日本では出産場所が急激に自宅出産から施設出産へと転換されたことを述べてきた。この転換の意味はきわめて重要な意味をもつ。ジョーダンの定義によれば、助産システムを構成するのは「出産の構成者」「場所」「やり方」（ジョーダン2001：54）である。日本における出産のとりわけ大きな変容は、出産場所である。自宅出産は50年ほど前には当たり前であった（浅井2000：

68-9)。だが、大林が指摘するように、現在ではほぼ施設分娩に代わった。この変容を促した要因はGHQの家庭出産の「非衛生的」という見解である。たしかに、戦後の混乱期には物資も乏しく、生きることに精一杯であった日本社会において、家庭分娩がつねに、どこでも衛生的であったとは言い難いかもしれない。したがって、GHQが介入することによって、お産の「衛生」へのまなざしが変容したことは否定できない。しかし、戦禍により物資が乏しくとも、それまで培ってきた助産が、必ずしも不衛生であったとは言い難い。それは、戦後もかなりの間、つまり戦後のベビーブームを支えた助産が助産婦による自宅出産であったことは紛れもない事実だからである。

　このシステムが洗練される余地は十分あった。しかし、日本の助産システムは、施設、とりわけ病院出産へ急激な旋回を遂げたことは先に指摘したとおりである。では、家庭での出産と医療的空間（施設・病院）の相違はどこにあるのか。ジョーダンの研究によれば、まず、助産の人的支援の相違があげられる。家庭内ではつねに安心できる夫や母親、友人や近隣の人々が間近にいる。とくに大きな援助は、出産経験者の語りであるという（ジョーダン 2001：81-7）。それは正常産における「痛み」を産婦が受け容れていくことに役立つ。さらに、唯一の助産専門家は助産婦ないし産科医であるが、分娩場所が家庭であるということは、助産者は家庭内への参入者である。参入者はその家庭のルールに見合うような態度をとる。ところが、病院では医療ルールが先行する。産婦こそが参入者である。産婦は医療システムに適合的な態度を要請される。しかも一人で戦わねばならないのである。

　この差異は、産婦のお産に対する満足度と出産の結果に反映されるという。つまり、文化的に適切な環境下での分娩の方が未知の環境での出産よりもどちらも良好であるという調査結果もあるとジョーダンは指摘している。家で出産するということは、それが家族生活の通常の一部であるものとして進行するため、産婦にある種の安定感をもたらすということである。病院は、「純然たる病院的雰囲気をもっていて、それは仮によく知っているとしても、病気と苦痛の場所として知っている環境」（同上書：79）である。それは産婦にきわめて強いストレスとなるだろう。

　しかし、日本ではすでに自宅出産を可能とする助産システムは崩壊している。1970年代に起こった「自然分娩運動」は、日本の助産システムを破壊したアメリカからやってきた「自律的な自然分娩を目指すラマーズ式出産法」の紹介と

ともにブームとなった[9]。ラマーズ法のブームとともに、「お産の学校」などが開講され、開業助産婦による出産を選択していく人々もたしかに増えた。今では病院でも夫などの立ち会い分娩を奨励しているところもある。だが、家庭での分娩はきわめてまれである。つまり、自然出産、産婦が満足するお産が模索されたとはいえ、出産場所が施設、とりわけ病院中心であるという事態はそれほど変わってはいない。出産を医療に依存しようという意識は、もちろん「安全」が一番に求められているからであろう。しかし、「自宅出産は、出産の場が産婦の住居であることから、……産婦が主導権を握ることができる」と指摘する研究[10]もある。

助産技術の変化

では、安全なお産を約束する助産技術はどのように変化しているだろうか。医療としての出産には分娩時に行われる処置から検査機器の装着、薬剤の投与など多々ある。具体的には、剃毛、浣腸から、血管確保のための静脈点滴、病院によっては電子胎児モニターが着装されることもある。陣痛が微弱であったり無かったりした場合は陣痛促進剤などの投与がなされる。そして、経腟分娩であれば会陰切開術が試行される。娩出が進まないときには鉗子術や吸引術が行われる。その他、帝王切開もあれば、無痛分娩を希望すれば麻酔が施される。医療システムにおいては、このように医療的処置や薬の投与が分娩のルーチンワークとされている。

ところが、助産婦によって担われてきた自宅出産では、上記のようなことはほぼない。助産婦は会陰保護にその技術力を磨いてきたし、場合によって骨盤位[11]の胎児を旋回する技術をもっている助産婦もいた。そして、何より、助産が出産前、分娩、出産後と一貫して得られていた。これは重要なことである。病院での出産は、医者、看護師、助産師、場合によっては医学学生、看護・助産学生が分娩を取り囲む。主役は医療スタッフである。産前・産後は保健師に委ねられる。このように、医療的助産の大きな特徴はその分業体制にある。分業の特徴は、資格のある者であればだれでもができる処置でなくてはならない。それゆえ、個人差のある助産技術のばらつきをなくすために、医療機器や薬剤への依存を生んでいったともいえる。だが、これらの処置への依存は医療的要請だけが生み出したものではない。分娩の痛みや危険を回避したいという産婦側の要求もある。しかし、何より、出産がそのような医療空間的出来事へとほ

ば転換されてしまっている現在の日本では、産婦側の要求がなくともルーチンワークとしての処置がほどこされてしまう。かりに会陰切開を拒否しても、保護する技術をもたない産科医にあたれば、切れるよりは縫合しやすくするために切ってしまう。産婦が一人で立ち向かう分娩に産婦の要求を進言する立会人もいない。仮に夫が立ち会ったとしても医療の専門家に言われることには従うだろう。陣痛促進剤や痛み軽減の投薬も同様である。

　オランダでは、正常産の大多数を助産婦が介助し、家庭出産も普通に行われているという。助産婦は産婦の相手をしながら分娩促進の仕事をこなす。それは、飲み水やタオルを渡すなど日常的な生活援助から、不快感を軽減するためのリラクゼーション法や呼吸法の指導をする。また、彼女たちは、正常産において薬剤を用いることなど考えられない。必要な精神的援助は非専門家によってなされる。これがオランダの出産システムであるようだ。助産婦は仮に会陰が切れた場合には縫合する資格も有しており、的確に処置することができる。それでいて、周産期死亡率は世界でもきわめて低く保持されている[12]。

　出産の医療化への進展が「危険回避」を目指すものでありながら、実際には危険度が増大するのであれば、それは本末転倒と言わねばならない。出産への意識の高い、高学歴で富裕な人々は、出産の仕方に対して選択もできるだろう。自然分娩を望めば技術力の高い助産師を探し出すこともできる。産婦が主体的にかかわることのできる産科病院を選択することも可能である。しかし、普通の人々にそれは難しい。また、今日の少子化状況では、産科医を目指す医学部生も減少している。また、近くに子どもを産む「病院」さえないと状況も増えている。このような日本における助産状況では、病院内での助産専門家の技術力の低下を生じさせることは必須である。技術力の低下はますます、医療機器や薬剤への依存度を高める。

3．「待つ」ことの意味

　今日の出産の医療化状況をもたらした要因は「安全」であったが、それと引き換えに失われたものは大きい。たしかに少子化状況では、「安全」が最優先されることは間違いない。しかし、その安全と引き換えに自然分娩では不要な処置がほどこされる出産には満足度も低くなることは明らかである。

　これまで私と共同研究をしてきた助産師[13]はお産とは「待つこと」であると

言い切る。アメリカ流に医療化された出産では、医者は待てない。さらに、分娩体位は医療者に都合のよい分娩体位が分娩台に強制された「仰臥位」である。仰臥位はもっとも分娩に向かない体位であることは知られている。しかし、医療のなかでは主役は助産者である。この仰臥位がさらなる医療機器や薬剤の必要を生じさせていることは否めない。ジョーダンは次のように指摘している。仰臥位（砕石位）によって、「鉗子の使用頻度を高め、会陰切開術の必要性も、裂傷の可能性も増大する。会陰部の組織の過度の進展と骨盤底の緊張が、その理由である」（ジョーダン 2001：98）と述べている。こうしたリスクを伴うお産が「医療化」されたなかで行われているのである。それは、ルーチン化されたお産である。先に触れたがルーチン化とは分業化された仕事である。換言すれば、お産は一連の個々の処置を施すことによって、子どもを生ませる仕事であるともいえるだろう。病院での出産の主体は助産者（医師・助産師・看護師）であり、お産が産婦の主体的行為ではなくなるということでもある。

かつて、助産婦が行っていた自然分娩は、産婦の生理に合わせたお産であった。陣痛が長引く人もいれば、短い人もいる。また、会陰が切れないように助産婦は産前の妊婦教育も行っていた。加えて分娩時には会陰を保護すべく徐々にゆとりをつくるなどの技術を駆使してきたのである。「いきみ」の呼吸法を示唆し、産婦が産み出すのを「待った」のである。「待ってくれる」助産とは、文字どおり助産であり、主体である「産婦が産む」お産であるといえるだろう。

医療のなかでの出産が引き返せないものであるならば、産婦が主役であるお産こそが追求される必要がある。その重要な助産のポイントは、産婦の生理やリズムに合わせ、産む人が「産むのを待つ」ことであるだろう。さらに、妊娠から出産、さらには子の幼少期まで、産婦が孤独にならない文化装置が必要であることも付け加えておきたい。

【註】
1）「出産が回避されるジェンダー要因および技術的要因に関する研究」（代表：浅井美智子）科学研究費補助金（基盤研究（C））成果参照。研究詳細は第4章参照。
2）1998年の『母子保健の主なる統計』によれば、1960年代を境に、自宅出産から施設出産への転換がみられる。1960年には施設内出産とそれ以外（主に自宅）出

産がほぼ半々であったが、1996年には施設内出産が99.8%、それ以外がわずか0.2%となっている。
3）大林道子『お産――女と男と羞恥心の視点から』『助産婦の戦後』参照。
4）巫女が助産する姿は『北野天神縁起巻八』や『彦火々出見尊絵巻』など、多くの絵巻によって知ることができる。保立道久『中世の愛と従属』pp.182-216に詳しい。
5）緒方正清『日本産科学史』1919／復刻版、科学書院、1980
6）「而に今世の産家椅帯もて束縛し湯薬もて湯涼し或は食忌に拘て養を失ひ或は祷呪を信じて惑を増し外俗医の制をうけ内穏婆の誣を用て遂に弄して病痾をなす此弊巳に二三百年に及べり」『産家やしなひ草』産科文献読書会編　2000　p.1
7）松田道雄（1908-1998）は医者であり、戦後、高名な育児評論家となった。
8）昭和49年に出版された松田道雄の『赤ん坊の科学』（創元社）は、毎日出版文化賞を受賞し、その帯には、教育家羽仁説子の次のような推薦文が添えられている。「松田博士の本は、たしかにいままでのドイツ医学風なものにプラスするところが大きいとおもう。……これだけの短いもので急所が語られているという点では、高価な本の買えない若い家庭などにもうれしい本であろう」と。
　ちなみに、この本の定価は120円（地方販売は125円）であった。
9）杉山次子・堀江優子『自然なお産を求めて』に詳しい。
10）塚本絵美・杉浦絹子「出産場所選択要因に関する研究」の調査によれば、「今回産婦人科単科の病院・診療所で出産した者のうち2名が次回は助産所で、1名が自宅での出産を希望していた」という。その理由として、「自宅出産は、出産の場が産婦の住居であることから、……産婦が主導権を握ることができる」と指摘している。
11）「骨盤位」とは、いわゆる「逆子」のことである。
12）「マージョリー・テウとオランダの研究者たちは、1986年においてオランダの病院での周産期死亡率が13.9／1,000であるのに対し、自宅出産では2.2／1,000であることを発見した」（ジョーダン、前掲書、p.83）という。これは医療が扱う危険を伴う分娩数を差し引いても有意な差を導き出すという。
13）渡邉竹美「研究C」の分担者であり、助産師である。

第2章　助産技術とジェンダー

　本章は、以下の研究成果に依拠している。「出産が回避されるジェンダー要因および技術的要因に関する研究」代表：浅井美智子（平成16〜18年度科学研究費補助金（基盤研究(C)）。ここでは【調査研究C】と略記し、その概要は第4章に記載している。なお、この調査の対象者は、①看護師、②准看護師、③助産師、④保健師である。

１．医療のなかの助産技術

助産の分業――ルーチン化される助産処置
　病院などの施設で行われる出産では、多くの場合、当たり前のように剃毛や浣腸が行われてきた。また、血管確保のために点滴や分娩監視装置や酸素吸入器などの医療的処置が準備され、実際に使用されることもある。これらの出産前処置は出産にとって必要だろうか。

〈医療化のなかでの「異常産」の想定〉
　たとえば、分娩前処置としてルーチンワークのように「剃毛」や「浣腸」が行われている。これらは、「会陰切開」という外科的処置を行うためになされる処置である。たしかに、分娩時に会陰が裂けることはある。裂け目は個人差がありその修復（縫合）には技術力を要する。医療的には直線的に切れた会陰の縫合の方が容易であり、またきれいであろう。しかし、医療機関においては、分娩時の「会陰」は「切れる、切れない」の問題ではすでになくなっている。つまり、分娩に際して「会陰切開」は必然的な臨床的処置となっているのである。
　なぜ、会陰切開は必然的な分娩処置となったのか。ここには、きわめてデリケートな政治的葛藤がみてとれる。つまり、妊婦の産後の生理的問題や日常生活、性行動などを考えれば、会陰切開は行わない方がいいというよりも、むしろ弊害の方が大きい。それにもかかわらず会陰切開がだれにでも施されるとい

うことは、産婦の有機的身体に対する臨床医学の勝利であるということができる。つまり、会陰切開は、分娩時に会陰が切れる、切れない、の問題ではすでにないのである。医療機関では会陰切開はすでに必要な処置となっているのである。医療機関での分娩においては、会陰を保護しようというベクトルはすでに失われているということであろう。それは、分娩時に会陰が切れることは「安全なお産」とはみなされないということを意味する。

たしかに、出産はつねに危険と隣り合わせであり、分娩における臨床目的としては「安全」が第一である。しかし、お産の９割は正常産であるといわれている。トラブルを抱える残り１割の異常産を前提に分娩前処置が行われ、それが常態化することの意味が問われねばならない。第１章で指摘したように、日本では昭和30年頃を境に急激に施設、とくに病院での出産が増えていった。自宅出産に比べ、病院での出産に期待されることは、まず、第一に安全である。その結果として、病院出産では「安全」が第一に掲げられた。以下では、【調査研究Ｃ】に依拠しながら、医療機関で行われる分娩前処置がどのように受け取られているかを考察する。

〈職種からみた分娩前処置への感受性〉

分娩前処置としての「点滴（血管確保のため）」や「酸素吸入」「分娩監視装置」の装着（ないし設置）、これらはきわめて「医療的」処置である。つまり、「異常産」を想定したものである。助産師、看護師、保健師はこれらの処置に対し、どのような感受性をもっているだろうか。本調査では、助産師、「正常産」を経験してきた人は、浣腸や剃毛を必要としないと考えており、同時に点滴や分娩監視装置を必要としないと意識していることがわかった。また、詳細にみれば、子どものある人の方がない人に比べ、血管確保のための点滴を不要であると意識している。助産師が他の職種の人に比べて「点滴を不要」とする意識が高い。だが、「点滴」に関する職種の相違をみれば、助産師の平均値に比べ、看護師の平均値が低かった。つまり、看護師は助産師よりも「点滴を必要」と意識しているということである。それは、看護師の方が分娩時の危機を想定しているからであり、不測の事態を想定すれば、「血管確保」はきわめて緊急を要することである。したがって、どのような事態が生ずるかわからない分娩を考えれば血管確保のための「点滴」は必要な処置ということになる。ここでは、生命の「危機」を回避することを職業的責務とされる看護職にある者ほど、分

娩における「安全」のための処置を重要と考えているということになる。
　したがって、このような文脈からすれば、分娩前処置としての「剃毛」「浣腸」を必要な処置とみなすのは、母子の「安全」を優先するという意識に導かれていると想定されることになる。とはいえ、分娩前処置として、なぜ、剃毛や浣腸ばかりか、点滴や分娩監視装置が問題化されるのか。本調査においてきわめて着目したいデータが得られた。それは「分娩監視装置の必要性」と職種、勤務場所との関連である。「分娩監視装置」を必要とする意識の高い要因が「保健師」「保健所保健センター勤務」の人であった。
　この結果はどのように解釈できるだろうか。想定されることは、「保健師」がどのように出産とかかわっているかということがポイントである。保健師は直接、分娩にかかわることはない。現在の出産状況を鑑みれば、保健師は「出産前」「出産後」にかかわる職種であるといえる。出産前は産婦の出産前の指導にあたり、出産後は母子の健康に関与する職種である。彼らが、「点滴」「分娩監視装置」をもっとも必要であると意識するのは、出産の結果への意識ではないだろうか。つまり、分娩後の結果としての「母子の異常」への意識である。分娩後の母胎、子が想定外の状況であった場合、その原因が分娩に求められるのは必然である。異常産を想定した処置「点滴」「分娩監視装置」があれば……という想定がなされているということは考えられる。しかし、ここで言えることは、保健師は「分娩」に直接関与していないが、分娩前後の母子の状態について専門的に知りうる立場にあるということである。
　たしかに、今日の「分娩監視装置」はかなり高精度、つまり有能である。分娩は今も昔も危険と隣り合わせである。危険をより早く察知することこそ安全な分娩へと導くことにつながる。保健師が「分娩監視装置」を必要とするのは、まず、「分娩時の危機が回避されること、それが母子の安全確保につながる」とする意識の表れとみたい。このようなねじれ現象は、「助産の分業化」の必然的結果である。依然として、9割は正常産である。想定される1割のために分娩前の処置がルーチン化される必要があるのだろうか。

〈「会陰切開」は必要か〉
　ここでは、かつて助産師が介助する自宅出産では行われなかった「会陰切開」が、病院ではなぜルーチン処置として行われるようになったのか、またそれがどのように受けとめられているかについて、調査結果に依拠しつつ考察する。

そもそも産婦にとって出産によって会陰が切れるのならともかく、初めからメスで切られることが病院での出産であるとすれば、出産にはかなりの覚悟が必要である。第1章でも触れたが、かつて助産師は会陰を保護することにそのプライドをかけていたという。なぜ、病院での出産において会陰保護が重視されないのだろうか。会陰が保護されれば剃毛や浣腸も不要であり[1]、産婦の苦痛も少なく産後の生活もより容易である。もちろん、今日の産婦の会陰は切れやすいともいわれているが、中窪・三砂の研究[2]によれば、助産所での分娩は会陰裂傷が少なく、裂傷も軽度であったことを報告している。また同研究によれば、「日本での会陰切開率は、WHOの研究ガイドライン（会陰切開率は20％を超えるべきでない）による望ましい実施率をはるかに超えている」（中窪・三砂 2003：57）。つまり、日本の医療機関における分娩では日常的に会陰切開が行われているということである。

筆者らが行った調査によれば、医療従事者のなかでも、とりわけ出産にかかわる助産師、また既婚、子どもあり、20歳代より40歳代の医療従事者ほど剃毛や浣腸を不要な処置と認識していた。つまり、経験値として剃毛や浣腸は分娩前処置としてそれほど必要はないと考えられているのである。それにもかかわらず「剃毛」や「浣腸」が分娩前のルーチン処置として行われているのは、医療機関での分娩には、まさに「会陰切開」を当然行う処置と考えられているからであろう。「会陰切開」は「切開」という外科的処置であり、「剃毛」「浣腸」はきわめてその外科的処置の前提であるからである。問題は、なぜ「会陰を切る」という処置が必然化されてきたかである。

ところで、医療的処置を必要とするお産は必ずある。大林は次のように言う。「誤解のないように、ことわっておかなくてはいけないが、私は助産婦による助産、自然分娩がすべて良いと思っているわけではない。医師の医療を必要とする異常妊娠・異常分娩は必ずある。近代産科学の成果により、母児の生命がどれだけ救われたかしれないだろう」（大林 1994＝1996：17）と述べている。そして、さらに、「現役で活躍している開業助産婦は、医師の必要性をだれよりもよく知っている」（同上書：17）と指摘する。

たしかに、今日の日本における出産は、戦後の産科医の助産により異常産による母子の危険が回避され、結果的に母子の命が救われてもきた。しかしながら、依然として9割は正常産なのである。正常産において、助産婦は会陰を切るのではなく、保護することにその技術を駆使してきたのである。会陰は分娩

中に切れたとしても初めから切ることを想定してはいないのである。本調査で「会陰切開」をもっとも必要と意識しないことを示したのは職種の要因であった。「助産師」が看護師（准看護師を含む）、保健師に比べて会陰切開を必要な分娩前処置と意識していない。ここには、「会陰」をめぐるきわめてデリケートかつ政治的テーマがある。つまり、分娩時に切れることもある会陰、それを保護へのベクトルをもつか、切れるのであれば後の縫合を考えて「切る」という選択をし、「切る」ことによって「切れる」よりもよりよい修復を試みようとするか、この認識の差異である。これは「痛み」に対する意識の差であると同時に、出産を生活のなかの部分として捉えるか、全体として捉えるかの差異である。

日本では、「会陰切開」は施設分娩への移行とともに確実に増加している。小田切らの調査によれば、「会陰切開」が実施された割合は、昭和42年30％、昭和52年91％、昭和62年94％であったと報告されている（小田切他1992：107-112）。昭和42年から52年の10年間に急激に「会陰切開」が実施されるようになったことが明瞭にわかる。この10年は、出産場所が自宅から施設へと転換された期間でもある。

自宅出産を牽引してきた助産師主導による助産では、そもそも「会陰切開」が最初から想定されていない。なぜなら、助産師が助産婦と呼ばれていた時代から、彼らは「会陰保護」の技術を磨き、それを保護することに誇りをもってあたってきたのである。大林が聞き取ったベテラン助産婦の声を、長いけれども引いておきたい。助産婦の会陰保護にかける並々ならぬ意識と、その磨いた技術の高さがわかるからである。

　　お産で一番大事なことは、いうまでもなく母児の安全です。それには、妊娠中の保健指導・正確な診断・分娩介助の技術と心です。……会陰保護も重要な技術の一つ。……（略）
　とくに注意しているのは、初産時に切れないようにすること。そうしないと後にひびきますから。膣分泌物の多い人と少ない人があり、粘液の多い人は会陰の伸展性があってきれにくい。分泌物が少ない人には、昔は姑（助産者：筆者注）に教わり、卵の白味を会陰に塗った。今はベビーオイルを会陰部に浸透させ、肛門方から右手親指と人さし指で会陰部をつまみ膣口に余裕をつくり、切れないように保護する。オイルが赤ん坊の目に入らないよう、感染症にならないように、封を切ったばかりのベビーオイルを

一滴ずつおとしていく。お産は、そのときだけでなく、次のお産、そして育児や夫婦生活も含む女の生活・一生を考えて身体に傷つけないように。（大林 1994＝1996：62）

ルーチン化された医療空間におけるお産に、このような配慮が期待できるだろうか。会陰切開手術は浣腸や剃毛とともに必要な分娩前処置として疑いさえ抱かれないものとなろう。しかし、ルーチン処置としての会陰切開もまた、お産を取り巻くさまざまな種類の専門家たちによって不要な処置とされる可能性もないとはいえない。

〈分娩時の体位と出産方法〉

今日、分娩時の体位は「仰臥位」が圧倒的である。なぜなら、施設（病院）分娩において、分娩台自体が「仰臥位」を強制しているからである。つまり、病院で分娩するということは、分娩体位を選択できないということである。

本調査において、分娩時の体位で、「仰臥位の望ましさ」と職業（資格）との相関をみると、助産師が他の職種（看護師・保健師）に比べて仰臥位を「望ましい」とするスコアが低い。つまり、望ましくないと認識していることが明らかとなった。そもそも、分娩時の体位が「仰臥位」に強制される必要があるのだろうか。物理的法則に従えば、「坐産」「立産」が合理的であるように思う。胎児をいきみだすのであるから、それは卑近なようだが大便排出と同様なスタイルがよいのではないかと考える。たしかに、胎児は大便ではないのだから、ただ排泄すればよいというものではない。だが、「仰臥位」で分娩するということの意味はあるのだろうか。

歴史的にも文化的にも、分娩体位はさまざまである。第1章で指摘したように、日本でも巫女などが行う助産では、産婦の分娩スタイルは柱や天井からぶら下がる紐を掴んで行う「立産」や「坐産」がほとんどである。ブリジット・ジョーダンの『助産の文化人類学』には、「坐産」の絵（ジョーダン 2001：42）もあれば、ハンモックのなかでの分娩の写真（同上書：44-5）もある。体内で育んできた胎児を産み落とすのであるから、分娩はかなりの身体的負担を要する生理的行為であることは間違いない。産婦が一番楽な、産み出しやすい体位がもっともよいことは明らかである。分娩台に合わせて分娩するという行為を考えると、それはかなり無理があるように思う。

しかしながら、本調査では、「仰臥位」に対しては「非常に望ましい」が9.1％、「望ましい」が59.0％、合わせて7割近くの人が「仰臥位」を望ましいと考えていることが明らかとなった。また、分娩体位と職種との多重比較の結果は、「仰臥位」以外のいずれの分娩体位に対しても助産師が他の職種の人に比べて望ましいと考えていた。さらに、だれを主体とした分娩体位が望ましいかを聞いたところ、看護師、保健師に比べ、助産師は「産婦主体の体位」の望ましさを支持する傾向をもっていた。しかし、だからといって、「助産主体（助産師や医師が処置しやすい）体位」の望ましさについて、助産師に比べて看護師・保健師が高いわけではなかった。助産の専門性は、看護師や保健師のそれとは異なっており、判断が困難であるということだろう。

また、1997年筆者らが行った「出産した女性への調査【調査研究B】」でも、「仰臥位」を「自然であると思う」人は6割であった（浅井・渡邉 2000：15）。「望ましい」「自然である」との表現は違うが、現実にお産した人の方が医療従事者よりも幾分か「仰臥位に」対して肯定的ではない意識をもっていることに着目したい。つまり、「仰臥位」はそれほど産婦にとって好ましい分娩体位ではなく、それを経験的に知っている助産師ほど分娩体位にこだわりがないということが推測されるのである。問題は、ルーチン化された出産において、分娩体位に対する産婦の選択肢がないということ、さらに、出産場所が「仰臥位」をとらざるをえない分娩台しかない、という経験をすれば、分娩体位が「仰臥位」であるということにすら疑問は抱かれなくなることは明らかである。

今日の少子化状況にいて、お産はたびたび経験するということではない。生涯一度か二度の経験とすれば、可能なかぎり産婦の自由な体位で分娩することが望ましいことは言うまでもない。

2．助産者のジェンダー

〈助産者がなぜ「産婆」「助産婦」であったのか〉

助産は、歴史的にみてもおおむね女性が行ってきたことは間違いない。西欧キリスト教社会では、出産は議論の余地なく助産婦のものであったことは明らかである（エーレンクライン・イングリッシュ 1996＝1998：5）。助産婦というのかどうかは疑問としても、長く女性は助産ばかりでなく、「一般人の健康上の必要に応じる民俗的な治療者」、すなわちヒーラー（healer）であった。しか

も、彼女らを統制していたのは教会であり、「歴史のほとんどの時期を通して、医学に関与する男性は出産する女性に対して助産婦以上の貢献をすることなく、そもそも男性が出産を援助するという考え方自体が不自然で非道徳的なものと考えられてきた」(ジョーダン 2001：57) といわれている。

　日本においても、「助産婦」「お産婆さん」「取り上げばあさん」と呼ばれてきたのは、年長の、出産経験のある女性によって助産が行われてきたことを物語っている。西欧医学が導入され、産科医が多くなっても、助産制度が確立していた日本では戦後のGHQの施策が導入され、施設分娩が多数を占めるまでは、助産は女性である「助産婦」によって担われてきた。先に指摘したように、正常産は「助産婦」が、異常産は「産科医」が担当することが不文律であった。

　なぜ、男性が助産に参入してくるようになったのか。西欧においては、助産婦の助産技術に替わって、器具、つまり鉗子を用いた助産技術の登場によって男性産科医が助産に参入しやすくなったからであるという。16・17世紀頃、イギリスの著名な医者の家系であるチェンバレン家の一人によって初歩的な「鉗子」が発明され、歴史的経緯とともに徐々に鉗子出産が医者に広く知られた技術となっていったようである。もともと助産婦の少なかったアメリカでは、「医療専門家からの強い圧力のもとで、各州は、助産術を禁止し、産婦人科業務を医師に限定する法律を次々に通過させた」(エーレンクライン・イングリッシュ 1996=1998：49)。つまり、鉗子による男性産科医がほとんどの助産を担うようになっていったのである。GHQが日本に持ち込んだお産は、まさにそれであった。大林によれば、とりわけ家庭出産の現場を視察したGHQの「米軍看護部隊」のオルト大尉によって進められた「施設分娩」への流れ[3]は、助産婦による助産の機会を奪ったばかりか、助産技術をも衰退させていったと言いうるだろう。

　今でも助産に男性がかかわることに女性は抵抗がある。なぜなら、分娩は下半身を他者の目に晒さねばならないからである。そこには否応なく羞恥心が生ずる。もちろん同性の女性であったとしても他者に下半身を晒すことに羞恥心がないわけではない。しかしながら、相手が同じ羞恥心を共有できる女性であることは、そこに共同意識が芽生えることになろう。つまり、「わかってくれる」という感覚を産婦はもつことができる。それは、「お産」が女性たちの共同作業であったことを物語るものである。また、産前、分娩、産後を通した助産援助や技術、デリケートな産婦の心を癒す心遣いなどが、女性から女性へと受け継

がれていく、「助産」とはまさにそのような「文化装置」としてあったはずである。

産科医へと渡された助産は、「お産」が医療的「分娩」へと転換されたことを物語るものである。それは助産師という職種があるとしても、それを名乗る人たちの助産技術の低下を意味することは否めない。「助産婦でも施設にいる助産婦は医者のやり方に近づいてい」(大林 1994＝1996：57)るという。つまり、「助産主体」のお産が多数を占めるようになっているということである。このような助産者主体のお産が当然のこととなれば、助産を担うのが女性であっても男性であっても差異はなくなる。それは、「産婦主体」のお産でなく、「助産主体」のお産、すなわち「産ませてもらう」お産への移行とみることもできるのである。

〈「助産師」と「産科医」のジェンダー〉

男性産科医が分娩を取り扱うことが当然のことのように思われているようにみえる現代の日本の出産事情において、助産におけるジェンダーへのこだわりはどうなのだろうか。助産におけるジェンダーへのこだわりをみるために、本調査では、「男性産科医の触診・視診に対する抵抗感」を測定し、抵抗感を規定する要因を探ったが、先の調査結果の分析からもわかるように、明確な結果は得られなかった。

だが、度数分布からは、「助産師」と「産科医」のジェンダーへのこだわりがみてとれる。「助産は女性が主にすべきである」という項目に、「強く賛成」が35.7％、「どちらかというと賛成」が57.8％であり、両者を合わせると、「賛成」が93.5％となる。つまり、助産を行うジェンダーにほとんどの職種の人が「女性」に賛成しているのである。この比率は「男性の助産師は、妊婦に受け入れられる」という項目に対する回答ときわめて近いものであった。「あまり賛成できない」が57.8％、「全く賛成できない」が28.5％、両者を合わせると、男性の助産師が妊婦に受け容れられないと答えている人は86.3％となる。9割を超える人が「助産」は女性が行うのをよしと、男性助産師には9割弱の人が反対している。

ところが、「助産の専門性と性別は関係ない」「男性は助産師の資格をとることができないが、資格をとることができるようにすべきである」という項目になると、若干男性を否定する回答が減る。前者は「あまり賛成できない」が46.5

％、「全く賛成できない」が 16.4％、合計すれば、62.9％となる。後者では、「あまり賛成できない」が 45.9％、「全く賛成できない」が 16.4％、合計が 62.3％となる。9 割弱の人は男性助産師が妊婦に受け容れられないと意識しているが、「助産師の資格」には、ジェンダー差による否定が減少していることがわかる。助産の「専門性」も同様である。

　上記の結果は、妊婦にとって助産師は女性であることが望ましく、助産の資格や専門性となると、それに対するジェンダー（女性）へのこだわりが減少するということを示していることになる。

　では、「産科医」のジェンダーはどうだろうか。「女性の産科医の方が男性産科医より、産婦の反応が良好だ」という項目に、「強く賛成」が 23.3％、「どちらかというと賛成」が 57.6％、合計すれば、「賛成」は 80.9％となる。また、「男性産科医が妊婦の生殖器を触診・視診することに抵抗がある」では、「強く賛成」が 18.3％、「どちらかというと賛成」が 50.7％であり、合計は 69.0％となる。これらのことから、約 8 割の人が妊婦にとって産科医は女性であることが望ましいとみているが、妊婦の生殖器を触診したり、視診したりする男性産科医へ抵抗を示す人は 7 割弱と、男性産科医への抵抗感が減少することが明らかである。

　以上のことから、「助産」は女性が望ましく、「産科医」「助産の専門性」に関しては女性へのこだわりが減少するという傾向が読みとれる。本調査では、産科医の専門性については聞いていないが、専門性が高くなればなるほど、ジェンダーへのこだわりは減少するのではないかと推測された。つまり、専門性への期待自体にジェンダーバイアスがかかっているということである。専門的なことに対する安心感が「男性」医師への期待感として表れていると思われる。だが、そこに性的支配が入り込んでいることも否定できない。筆者がかつて調査した「生殖技術」に対する聞き取り調査（【調査研究 A】）[4]において、不妊治療を行っていたある女性は、男性医師から「僕に恋するような気持ちになれば子どもができる」と言われたという。ここには男性医師の「子どもをつくってあげる」という意識がみてとれるのである。また、今日の「生殖補助技術 Assisted Reproductive Technology（以降、ART と略す）」と呼ばれる技術は、「体外受精」ということばに示されるように、まさに「子どもをつくる」技術なのである。技術に対する信頼や専門性への期待とは、当然のことながら「医学」のそれである。「医者」はもともと男性が占有してきた職業である。したがって、たとえ、「助産」においてさえ、技術や専門性への期待が男性に出てくるの

ではなかろうか。

　男性のみならず、産科医による助産の増加は、助産師を減少させてきたばかりでなく、「助産婦」つまり女性によって担われ、培われてきた膨大な「助産技術」が継承されなくなるということも意味する。さらに、産科医は「分娩」を扱うが、「お産の全体性」を視野に入れていないということが問題である。助産婦の助産は、文字どおり産む妊婦が主体であり、それを助けるものであった。それゆえ、助産は産前、分娩、産後を一貫して援助し、母親となる女性の主体を立ち上げる作業なのである。このことについては後に詳述するが、現代の施設における産科医主導の「お産」は、「分娩」のみが特化されているように思われる。前節でも確認したように、それは「産ませる」という産科医主体のお産であるということができる。

【註】
1）たとえば、虫垂炎の手術に際して行われる「剃毛」は、傷口に体毛が入らないこと、また体毛から病原菌が体内に進入するのを防ぐ目的で行われる。
2）中窪優子・三砂ちづる「助産所における会陰裂傷の実態と分娩体験」日本助産学会誌　第16巻第2号、2003
3）大林道子『お産──女と男と　羞恥心の視点から』『助産婦の戦後』参照。
4）お茶の水女子大学生命倫理研究会「女性と新しい生命倫理の創造」「聞き取り調査」参照。

第 3 章　新生殖技術に対する受容と拒否の要因

　本章は、以下の調査結果に依拠している。「新生殖技術と女性の意識変容に関する研究」　代表：浅井美智子（平成 19 〜 21 年度科学研究費補助金（基盤研究（C））。なお、この調査研究は【調査研究 D】と略記し、その概要は第 4 章に記載している。

1．不妊治療、新生殖技術を「自然」と意識する要因

　従来、不妊治療は性交による妊娠を促す投薬や外科的治療によるものであった。畜産や競走馬の世界で用いられていた人工授精がひとに応用されることによって、われわれはまず性交を排除した生殖が可能であることを知る。さらに、体外受精の登場は技術によって生命そのものをつくるという地平を開いた。体外受精は精子や卵子が生命をつくる素材であることを認識させる。素材であれば、それがなければ他者から譲り受けることが可能である。また、妊娠は性交と切り離せないものであったが、技術によってつくられた受精卵は妊娠・出産できる女性の身体であればだれにでも移植できる。「生殖補助技術 ART」と命名されている人工生殖技術[1]だが、それは、これまでの「子づくり、子産み」に劇的変化をもたらすものであった。しかし、とりわけ体外受精による出生数は年々増加している。2009 年に体外受精で生まれた子どもは 2 万 6000 人を超えている[2]。この急速な体外受精による出生数の増加は、人工生殖、とりわけ体外受精が「不妊治療」として受け容れられてきた証左とみなすことができる。ここでは人工授精や体外受精などの人工生殖技術、またこれらの技術が性交を切り離すことによって可能とした提供配偶子による生殖や代理懐胎・出産なども含め、「新生殖技術」とした。

　では、新生殖技術、とりわけ体外受精はどのような理由によって受け容れられていったのだろうか。また、新生殖技術の臨床応用において受け容れられたものとそうでないものの差異はあるのだろうか。ここでは、2009 年に行った「出産可能年齢の女性」の不妊治療に対する自然観に関する調査【調査研究 D】[3]

に依拠する。ここでいう「自然」[4]とは「そういうもの」「普通」「疑義を抱かない」というほどの意味で用いている。以下では、調査結果に依拠しながら、不妊治療、新生殖技術に対する「自然観」について検討する。

「仮説1」

ここでは、不妊治療とは「自然妊娠を促す治療」であること、また先端生殖技術による「夫婦間でなされる生殖」が「自然」と意識されると仮説を立てた。

「自然妊娠を促す治療」を自然とする要因

自然妊娠を促す従来の治療には、「漢方薬や鍼・灸など」「排卵誘発剤」「閉塞した卵管への通水・通風などの圧力をかける治療」「外科手術による卵管癒着の治療」がある。これらの治療を自然とするのはどのような人たちだろうか。もっとも有意差の認められた因子は、「子どもの有無」であった。これら4種の治療すべてに「子どもの有無」によって有意差が認められた。しかも、いずれも「子どもあり」が「子どもなし」に比べて、これらの治療に対して「自然」であると意識している。次いで、有意差の認められた因子は「最終学歴」と「不妊治療経験の有無」であった。「漢方薬や鍼・灸など」以外の3種の治療で「専門・専修学校」と「不妊治療経験あり」が「他の学歴」「不妊治療経験なし」に比べて有意に自然であると意識している結果となった。

子どものある人がない人に比べて「自然妊娠を促す治療」をより自然と意識する合理的説明は可能であろうか。本調査において、子どものいる人は300人中179人であり、そのうち176人が実子のいる人であった。つまり、子どものいる大多数の人は妊娠・出産の経験があることになる。本調査では、「初めての出産がどのような経験であったか」を聞いており、5段階の回答を得ている。出産を肯定的に捉える「とても良かった」と「まあまあ良かった」と回答した人はそれぞれ40.9％と32.4％であり、合計すると73.3％の人が出産を「良い経験」と捉えていた。出産をよい経験と捉える意識が「自然妊娠を促す治療」へと接続しているといえるかもしれない。

不妊治療経験のある人がない人に比べて「排卵誘発剤」「閉塞した卵管への通水・通風などの圧力をかける治療」「外科手術による卵管癒着の治療」をより自然と意識していた。「経験した不妊治療」では、「漢方治療」は8人（27.6％）、「排卵誘発剤」は16人（55.2％）、「閉塞した卵管への通水・通風などの圧力を

かける治療」は12人（41.4％）、「外科手術による卵管癒着の治療」は10人（34.5％）の人が経験している。このように、不妊治療経験者は自然妊娠を目指して治療を行った人たちであり、治療経験のない人に比べてこれらの治療を自然と意識することは当然であるといえる。

　しかし、少ない数字であるが、この4種の治療のなかで、「排卵誘発剤」がもっとも多いことは注意すべきである。「排卵誘発剤」は自然妊娠が困難な排卵障害を治療するためだけに投与されるわけではない。人工授精や体外受精を行うために投与されることが当たり前になっている現実がある。本調査では、配偶者間人工授精経験者（AIH）が4人、非配偶者間人工授精経験者（AID）が1人、体外受精経験者（IVF-ET）が2人いる。配偶者間人工授精経験者4人のうち3人が、体外受精経験者2人のうち1人が「排卵誘発剤」の投与を受けていた。したがって、「排卵誘発剤」は「自然妊娠を促す治療」としてのみ考察することはできないといえる。「排卵誘発剤」は「人工授精」の過程でも投与されるものとして考えなければならないだろう。

　さて、これらの不妊治療に有意差を認めた「最終学歴」因子はもっとも解釈が困難である。「最終学歴」のなかで、「専門・専修学校」卒業者が他の卒業者に比べて、「排卵誘発剤」「閉塞した卵管への通水・通風などの圧力をかける治療」「外科手術による卵管癒着の治療」を自然と意識していた。しかし、その理由はこの調査では説明できない。「専門・専修学校」が医療系の学校（たとえば看護学校）であると仮定すれば説明がつく。つまり、医療系の学校を出て病院などで働いているとすれば、これらの治療を自然と捉えることは可能だが、これはあくまで推測である。

先端生殖技術による「生殖が夫婦間でなされる」ことを自然とする要因
　技術によって生殖を行う方法には、人工授精（Artificial Insemination）と体外受精—胚移植（IVF-ET In Vitro Fertilization-Embryo Transfer）がある。日本では、この技術によって子どもをもうけることはできるが、AID（Artificial Insemination with Donner's semen: 提供精子による人工授精）以外、第三者の提供精子、提供卵子による体外受精はできないし、またその仕組みも構築されていない。また、代理出産もできない。法律によって規制されているわけではないが、これらの技術による生殖の臨床を行っている医師がほぼ所属している日本産科婦人科学会（以降、「日産婦会」と略す）が提供精子による人工授精

以外の第三者が介入する生殖を認めていないため、日本国内では提供卵子による体外受精、代理出産は基本的に行われていない。そのため、これらが認められている国に出向いて子どもをもうけている人々がいる。また、日産婦会の会告に反して提供卵子による体外受精や代理出産を行っている医師がいることも事実である[5]。したがって、本調査では、提供卵子を含む提供配偶子による生殖や代理出産の自然観も聞いている。

分析の結果、人工授精、体外受精とも有意差の認められたものは、夫婦間のそれであった。すなわち、「AIH(Artificial Insemination with Husband's semen)」と「夫婦間の体外受精」である。どちらにも共通する因子は「子どもの有無」であり、「自然妊娠を促す技術」の結果と重なる。「AID」と「夫以外の精子による体外受精」については有意差の認められる因子はなかった。なお、「AIH」に対して「不妊治療経験の有無」で有意差がみられた。不妊治療経験者が経験のない人に比べて AIH を自然と捉えており、「夫婦間の人工授精」を治療として受け容れていることがわかる。

ところが、人工授精、体外受精を「顕微授精」[6]の自然観と比較すると興味深い結果となった。「顕微授精」を自然とする人は 14.3% である。これは、夫婦間の人工授精（20.7%）や体外受精（24.3%）に比べて若干自然とする人の割合は低いが、提供精子による人工授精（2.0%）や体外受精（1.0%）よりも 10 ポイント以上自然とする人の割合が高い。また、「顕微授精」の自然観に有意に働く因子は「最終学歴」と「子どもの有無」であった。子どもがいる人がいない人に比べて「顕微授精」を自然と意識しているという結果である。このような結果から、「顕微授精」については、技術そのものを「自然」と感じるかどうかよりも、その技術が「夫婦間で」適用されることが「自然」と意識されていることがわかる。また「子どもがある人」ほど「顕微授精」を「自然」と意識していた。AID や提供精子による体外受精を自然とする人の割合がきわめて低いことを考慮すれば、人工授精や体外受精が自然と意識される要因は、それが夫婦間の自然妊娠の代替と考えられる場合であると想定され、仮説は検証されるものと考えられる。

しかしながら、この調査で明らかになった「自然妊娠を促す不妊治療」や「夫婦間でなされる人工生殖」を自然とする意識は、日産婦会のルーチン化によるものではないのか[7]、という懸念が生ずる。日産婦会が体外受精を夫婦間にかぎり実施できるとしたことは、生殖技術によって「夫婦が子どもを得る」を「夫婦の配偶子により妻が妊娠・出産する」、つまり、生殖技術が夫婦の性交の代替

として用いられる場合のみであり、結果として、第三者が介入する生殖を不自然とする文脈を用意したのではないかということである。だが、これは日産婦会内の葛藤でもあったのではないか。

人工授精や体外受精は、不妊の夫婦に子どもをもたらすことを目的として開発された技術であるが、日本で人工生殖が初めて行われたのは、提供精子による人工授精、すなわち AID であった。1949 年に慶応義塾大学病院で初めて実施された AID による児（以降、AID により生まれた児を「DI 児」と表記する）の誕生である。人工生殖の臨床実施は、その初めからカップルの妻に第三者の配偶子（精子）を送り込み受精させるものであった。つまり、夫の精子がない、あるいは受精能力がないことが原因の夫婦に子どもをつくることであった。しかし、AID によって生まれた子どもは夫婦の実子として登録されてきたため、その問題や葛藤[8]は隠蔽されてきた。その後、1983 年に体外受精児が誕生したが、日産婦会は第三者の卵子ばかりか精子の提供による体外受精をも否定し続けてきた。体外受精は夫婦間の不妊治療、文字どおり「生殖補助技術」として用いられてきたのである[9]。

日本における先端生殖技術が AID を除き、夫婦間の不妊治療として機能してきたことは、第三者の配偶子による生殖は基本的にないということである。したがって、それを「自然」とする意識が生まれるはずはないであろう。まして、日本国内で不妊治療を経験するということは、夫婦の遺伝的子どもをつくることに専念してきたということである。したがって、これらの理由により、本調査においては、「既婚者で、子どもがあり・不妊治療の経験者」が、夫婦間の生殖をより自然と意識していたと結論される。

生殖における「夫婦」というフレイムの排他性

自然の生殖はセックスとしての男女によってなされる。「体外受精[10]」は身体の外部に精子と卵を取り出し受精させ、受精卵を子宮に移植することによって妊娠する一連の過程を総称してそう呼ばれている。したがって、「体外受精」は性行為を捨象し、自然生殖では考えられなかった人々の生殖の可能性を開示した。本調査では、先端生殖技術が開示したさまざまな生殖に対する賛否を聞いている。そのなかで注目したい項目がある。それは、「提供精子による独身女性の妊娠・出産」「同性愛カップルが子どもをもつこと」「夫の凍結精子による死後生殖」についての賛否である。

「提供精子による独身女性の妊娠・出産」の賛否において有意差の認められた因子は、「婚姻状況」「子どもの有無」「不妊治療経験の有無」であった。「未婚」より「既婚」が、「子どもなし」より「子どもあり」が、不妊「治療経験なし」より「治療経験あり」が、独身女性が提供精子によって妊娠・出産することに否定的であった。また、「同性愛カップルが子どもをもつこと」には、不妊「治療経験あり」が「治療経験なし」よりも否定的であった。既婚者で子どもがいる人ほど「生殖は夫婦間」でなされるものという意識をもっているといえる。この意識を補強するものとして、「子どもあり」が「子どもなし」に比べて「夫の凍結精子による死後生殖」に否定的でないという有意差も認められた。この結果は衝撃的である。人工授精や体外受精は精子や卵子、受精卵の凍結によって、生殖における時間の遡行を可能にする。つまり、夫婦の遺伝的子どもを「自然」とすることは、現にこの世に存在していない夫の遺伝的をもつ子どもをつくることの不自然さを捨象するということである。不妊治療を経験している人ほど、夫婦の生殖にこだわりをもっており、夫婦の遺伝的子ども以外には寛容でないともいえる。これは日本で養子が少ない、あるいは養子に寛容でないこととも関係しているだろう。

2．「妊娠・出産の経験」と「子どもをもつこと」の乖離

「仮説2」

この調査では、「妊娠・出産」することは、夫婦と遺伝的つながりのある子どもをもつことより重要でない、という仮説を立てた。ここでは、妊娠・出産することがどう捉えられているか、調査結果から代理出産の自然観と賛否を中心に検討する。

「代理出産」を否定する因子

人工授精や体外受精は、「代理出産 surrogacy」の道を開いた。代理出産にもいくつかの方法と呼び名がある。使われる生殖技術とだれの配偶子により、おおむね次の三つの方法[11]がある。

① 人工授精型代理出産（traditional surrogacy）：代理母の子宮に依頼主の精子を人工授精し、妊娠・出産する方法である。初期に行われた代理出産であり、「代理母 surrogate mother」と呼ばれてきた。本調査では「代理

母」とした。
② 体外受精型代理出産（gestational surrogacy）：依頼主夫婦の受精卵（体外受精ないし顕微授精によりつくられたもの）を代理母の子宮に移植し、妊娠・出産する方法である。「借り腹」と呼ばれることがある。本調査では、「借り腹」とした。
③ 卵子提供と②の体外受精型代理出産の組み合わせ（egg donation & gestational surrogacy）：ドナーの卵子と依頼主の夫の精子を体外受精（顕微授精）によりできた受精卵を代理母の子宮に移植し、妊娠・出産する方法である。本調査ではこの型の代理出産に対する質問はしていない。

さて、日本では、先に述べたように代理出産は日産婦会により禁止されてきたため、それができる海外で子どもを得てくるカップルがいる。多くは②、③の方法である。本調査では「代理母」と「借り腹」に対する自然観を聞いたが、どちらも「自然でない」とする人が6割を超えていた。とくに「代理母」に対して「自然でない」という意識が高かった。賛否についても同様の結果であった。

しかし、「代理母」の自然観に対しては、「婚姻状況」において有意差が認められた。「既婚」が「未婚」に比べて若干「代理母」に「賛成」の傾向を示した。また、「治療経験の有無」が「代理母[12]」に対して有意差の認められた因子であった。治療「経験あり」が「経験なし」に比べて「代理母」に「反対」であることがわかった。

以上の結果から、本調査においては、「代理出産」に対しては、おおむね「自然でない」「反対」とする意見が多数であった。わずかだが「代理母」よりも「借り腹」を自然であり賛成とする意見がみられることから、代理出産でも夫婦の受精卵であれば許容される傾向があるといえるかもしれない。したがって、若干だが「妊娠・出産する」ことよりも、「夫婦の遺伝的子ども」をもつことを「自然」と意識しているといえる。

海外で代理出産により子どもを得てくる日本人カップル[13]がいることは知られているが、ほとんどのカップルは代理出産であることを明らかにしたがらないといわれている。日本社会においては、第三者の配偶子によって子どもを得ることや第三者に代わって出産してもらうことに対する許容度は低いといえるかもしれない。以上の結果からは、「仮説2」に妥当性があるかどうかはわから

ない。

 とはいえ、日本における生殖補助医療による不妊治療は、提供卵子や代理出産への需要を高めていることはたしかである。つまり、日本での体外受精を受けるカップルは、子どもができるまでお金と時間が許すかぎり何度もトライするといわれている。これは、不妊治療の終着点が妊娠・出産することだからである。その結果、子どもをもつために、卵子提供や代理出産がますます必要な状況に追い込まれ[14]、海外にそれを求めるというのがとりあえずの日本の最適化状況であるといえるだろう。これは「脳死・臓器移植法」ができてなお、海外に移植を求める状況と類似している。したがって、次のことがいえるのではないだろうか。まず、日本における新生殖技術による不妊治療はその受容者を厳しく規制するため、提供卵子や代理出産を必要とする不妊患者を増やし、経済的に許す不妊患者は海外での治療を受けることになる。しかし、日本に戻ってもそれを公にすることができない。なぜなら、卵子提供や代理出産を肯定する社会的文脈がないからであると。それは、本調査における代理出産に関して明瞭な結果がでなかったこととも重なるのではなかろうか。

だれが「代理出産」をするのか

 日本では、日産婦会の規制により代理出産は基本的にできないことになっているが、法律で規制されているわけではない。長野県の医師(根津八紘医師)が提供卵子による出産や代理出産を行っている。この医師が代理出産を扱ったケースは、姉妹、義姉妹間で10組が代理出産に挑戦し、4組6人の子どもが、また、母娘間では10組が挑戦し、7組7人(2007年10月末データ[15])(根津・沢見2009:277)の子どもが誕生しているという。日本で、日産婦会が禁止している代理出産を行うのだから、第三者の代理母を調達することは不可能に近いであろう。結果として姉妹や母親が代理出産を行うことになったとして、そのような代理出産をわれわれはどう受けとめることができるか疑問であった。

 そこで、本調査では、この医師が行った二つの代理出産のケース──「妻の母親」と「姉妹」が代理母となったケース──に対する賛否を聞き[16]、次の二つの問題について検討した。第一は、姉妹や母子のそれぞれの夫婦、親子関係が混乱することである。第二は、生物学的に生殖が不可能もしくは困難な「妻の母親」に代理出産させることが医療の範疇に入るか、である。以下で、このような代理出産がどう受け止められているのかを調査した結果の分析とともに、検

討する。

　「妻の母親」と「姉妹」が代理出産することに対する賛否では、「妻の母親」が「姉妹」に比べて若干賛成する人が多いという結果であった。どちらの代理出産も賛成はそれほど多くはないが、「妻の母親」が、反対より賛成が多いのに比べ、「姉妹」は賛成よりも反対が多い。また、有意差の認められた因子は、「妻の母親」の場合、「婚姻状況」[17]と「子どもの有無」であり、「姉妹」の場合は「子どもの有無」であった。両者に共通する因子は「子どもの有無」であるが、その賛否は逆である。すなわち、「妻の母親」の代理出産に対しては、「子どもあり」が「子どもなし」に比べて有意に賛成であったが、「姉妹」に対しては、「子どもあり」が「子どもなし」に比べて有意に反対であった。

　「姉妹」が代理出産することに対しては、単純集計の結果でも反対が多く、子どものある人がない人に比べて反対している。姉妹間の代理出産に反対する理由を考えてみたい。

　日本で代理出産を行っている、先の根津医師は姉妹間の代理出産を行わなくなった理由を3点挙げている（同上書：284-5）。まず、代理母となる姉妹には、無事産まねばならないというプレッシャーと公に代理出産が肯定されていないので隠さなければならないというストレスが生じるという。第二に、妻が代理母となる場合、その夫が妻の出産から疎外されていること、また、第三に代理母の実子が幼い場合が多く、彼らに代理出産を説明できないことが生じる。つまり第二、第三は、代理母の家族に緊張を強い、場合によってはトラブルになりかねないという。したがって、根津は姉妹間の代理出産を行わなくなったと述べている。

　姉妹間の代理出産に生ずるであろう、これらの問題は当然といえば当然である。妊娠・出産という行為は、それだけで独立しているわけではないからである。つまり、代理母には夫もいれば子どももいる。代理出産はその安定した親子関係を壊す要素を孕んでいる。姉妹間の代理出産は、この不安定な関係を出産後も引き継いでいかねばならない。本調査で、子どものある人がない人に比べて「姉妹間の代理出産」に反対するのは、このようなことが想定されるからであろう。

　また、姉妹間にかぎらず、「出産」は「代理」で行うことのできるものであるかという懐疑も代理出産を否定する因子となるのではないだろうか。姉の子どもを代理出産したアメリカの女性のことばを引いておこう。

私は自分がどれだけ軽率だったか、本当に後悔しています。最初、姉に頼まれたときは、「自分の子どもでない子をつくる」と単純に考えましたが、実際に妊娠してみると、自分の子どもを産むことと何も変わりません。もし私を incubator（培養器）と呼ぶのなら、それは私から人間の尊厳を奪っていることと同じです。精神と肉体を分離することはできません。一時はその分離に挑戦しましたが、無理でした。（大野 2009：112）

　彼女は姉の子どもを出産した後、姉やその子どもと一度も会えずにいるという。さらに、実子から彼女は代理出産したことを責められ続けているのである。
　では、妻の実母が娘夫婦の子どもを代理出産することについてはどうだろうか。本調査では、代理出産に賛成する人は少ないが、それでも「姉妹間」の代理出産に比べれば、「妻の実母」の代理出産に賛成する人の方が多く、反対する人が少ない。また、「既婚」が「未婚」に比べ、「子どもあり」が「子どもなし」に比べて、「妻の実母」の代理出産が有意に賛成であった。「姉妹間」の代理出産に比べ、なぜ「妻の実母」による代理出産が許容されるのだろうか。
　「妻の実母」による代理出産だけを行うことにしたという根津医師は、「姉妹間」の代理出産で危惧されることが実母の代理出産ではないという。つまり、代理母の夫は娘の父親であること、また、代理母の産んだ子どもは依頼者の成人した兄弟姉妹であることなどから、「姉妹間」のようなトラブルはないと述べている（根津・沢見 2009：285）。たしかに、「姉妹間」の代理出産に比べて代理母の夫婦関係や親子関係などの葛藤は少ないかもしれない。しかし、この代理出産で生まれた子どもと代理母の関係は遺伝的には孫と祖母である。代理母夫婦や娘夫婦に問題が生じにくいからといって、生まれた子どもは自分の出生の仕方をどう位置づけながら成長できるだろうか。まったく予測できない。
　さらに、筆者がはじめに問題にした、生物学的に生殖が不可能もしくは困難な「妻の母親」に代理出産させることが医療の範疇に入るか、についてはどうだろうか。代理出産しようとするすべての母親が閉経しているとはかぎらないが、少なくとも娘が生殖年齢に達している母親の多くは閉経し生物学的に出産できない状況にあるのではないだろうか。根津医師が手がけ、代理出産した実母は 60 歳くらいまでのようである。実母はほぼ閉経しており、妊娠可能な身体にするためにホルモン（エストロゲン）による医療的処置がなされ、実際に娘の子どもを身ごもり出産している（同上書：288）。

しかし、この「実母による代理出産」の衝撃的核心は、死後生殖同様、医療による生物学的時間の遡行の可能性が示されたことであろう。人工生殖が不妊治療として受容されるようになったとはいえ、不妊治療を行っている女性はつねに身体的時間との戦いである。また、高齢になり出産を諦めている女性も多くいるだろう。閉経後の実母の妊娠・出産は、そのような女性たちに出産の期待を抱かせるものである。実母の代理出産によって子どもをもつには、それなりの理由があるには違いないが、この生殖は生物的に不可能な生殖を医療的処置によって可能とする回路を拓いたことは間違いない。

 さて、ここまで、「姉妹間の代理出産」と「実母の代理出産」について検討してきた。本調査では、代理出産に対する許容度はかなり低いものであったが、「姉妹間の代理出産」よりは、「実母の代理出産」が受け容れられるようにみえた。たしかに、子宮がんなどで子宮を切除した女性やロキタンスキー症候群[18]の女性は代理出産によるしか、自分の遺伝的子どもをもつことができない。根津医師が行った代理出産によって子どもを得た女性たちはそのような病をもった女性たちであったようである。個々の事情を知れば、彼女たちが夫婦の遺伝的子どもをもてたことは喜ばしいことであり、個々の代理出産を否定するものではない。しかし、それでも「出産」が「代理」で行える営みであるのかということに疑問なしとはしない。

【註】

1）ここでは、人工生殖技術を総称して「新生殖技術」とする。
2）本調査時の 2009 年に体外受精による出生数は 26,680 人と報告されている。2016 年には 54,110 人が生まれており、出生児の 17 人に 1 人が体外受精児であった。
3）【調査研究 D】の概要は第 4 章に記している。
4）ここでは、人々が「自然」であると認識するというような意味で用いている。「自然」という指標を明確に定義することは困難だが、ブルデューの用いたハビトゥスの概念に近いものとして用いている。すなわち、「〜が自然である」というとき、「〜」に対するその時代や集団などに共有された意識や評価を示し、その評価に対してもはや合理的説明を要しない、あるいは合理的説明ができないときに「自然である」とする。
5）提供卵子や代理懐胎出産を行っている医師や医療集団はあるが、広く展開されているわけではない。
6）「顕微授精」とは、顕微鏡下で卵子に精子を直接挿入して受精させる方法である。

「人工授精」「体外受精」はともに人工生殖技術であるが、夫婦間と提供精子の人工授精、体外受精について別々に自然観を聞いており、技術そのものの自然観とすることが困難なため、ここでは人工生殖技術として「顕微授精」のみを取り上げる。
7) 日産婦会は、体外受精を「夫婦間」にかぎって行うことを会告で通知しているが、海外で卵子提供、代理出産により子どもを得ている人がかなりいる。また、国内で提供卵子による出産や代理出産を行っている医師もいる。これらの事実は卵子提供や代理出産によって子どもをもちたい人が潜在的にいることを示している。また、日本人女性が海外で卵子提供を行っていることも事実である。
8) AIDで生まれた子どもの葛藤については、第7章で詳述している。
9) 日産婦会の生殖補助技術適用の矛盾に関する問題については、浅井美智子「第七章生殖技術と家族」江原由美子編『生殖技術とジェンダー』に詳述している。
10) 体外受精の正式名称は、「体外受精──胚移植 IVF-ET（In Vitro Fertilization-Embryo Transfer）」である。「体外受精」と記す場合、特記しない場合はすべて IVF-ET である。
11) 受精卵の提供を受け第三者に代理出産してもらう、シングルの男女が代理出産を依頼するなどさまざまなバリエーションの代理出産がある。
12) これは、質問39の質問項目では、「夫の精子を第三者の女性に人工授精または体外受精し、妊娠・出産してもらうこと」という文言となっているが、ここでは代理母の卵子とその妊娠・出産であるため、「代理母」とする。
13) 2003年、アメリカの代理母によってタレント夫婦が自分たちの遺伝的子どもをもうけた。また、2018年、ロシアの代理母によってやはり女性キャスターの夫婦が自分たちの遺伝的子どもを得たことが公表されている。
14) 体外受精・胚移植を何度も行うことは、女性の身体に相当なダメージを与えることになる。卵子提供や代理出産の必要が先端生殖技術による治療の結果である場合もある。
15) 根津医師は、2014年までには、14例の代理出産により16人の子どもが誕生したという。また、そのうちの10例10人の子どもの代理母は実母であると報告している。
16) 質問40において、「娘に代わり、その母親が娘夫婦の受精卵を妊娠・出産すること」「姉または妹が、女きょうだい夫婦の体外受精卵、あるいはその夫の精子による人工授精によって妊娠・出産すること」の二つの代理出産についての賛否を聞いている。
17)「妻の母親」の代理出産に対して「既婚」が「未婚」に比べて有意に賛成であった。
18) ロキタンスキー症候群とは、遺伝上は女性であるが、生まれつき子宮や子宮頸部、膣がない、もしくは一部が欠損している疾患である。4000人から5000人に一人の割合で生まれるといわれている。日本でも年間100人程度、この疾患をもって生まれてくる女児がいると推計されている。

第4章　人工生殖に対する自然観とその変容

はじめに

　日本では、1949年に人工授精（AID：提供精子による人工授精）が実施され、また、1983年、体外受精による出産を経験して以来、着実に人工生殖による子どもは増え続けている。とりわけ体外受精は不妊治療として違和感なく受け容れられているようにすら思える。体外受精が初めて実施された当時は、「試験管ベビー」と揶揄されていたことを想起すれば、近年の年間5万人を超える体外受精児の誕生[1]は、体外受精への人々のまなざしが劇的に肯定されるものへと変化していることをうかがわせる。

　生殖が技術によってなされ、ひとが誕生するという経験はきわめて最近の出来事である。人類の長い道のりにおいて、生殖は性交と不可分のものであり、また、今日でも基本的にはそれは変わっていない。それにもかかわらず、体外受精によるさまざまなバリエーション（提供精子、提供卵子、妊娠・出産の代理から顕微受精、凍結精子による死後生殖などなど）の生殖は、急激に地球規模で展開されるようになった。このような人工生殖の展開は、もはや医療的必然を超えて市場すら形成している。精子や卵子、あるいは受精卵がやすやすと国境を越え、子どもを欲する人々の需要に応えている。

　では、日本における人工生殖の現状はどのような状況にあるのだろうか。現在（2019年）の日本には、人工生殖を規制する法もまた生殖身体の売買を規制する法律もない[2]。したがって、提供卵子や精子、また代理懐胎出産による出産などを行うことはできる。しかし、これらが広く行われてはいない。提供配偶子、とりわけ提供卵子による生殖は需要があるにもかかわらず、ほぼ行われていない。代理懐胎・出産はなおさら行われていない。これらの医療を受けて子どもを得たい人々は、商業的にそれが可能な国に出かけ、望む人工生殖医療を購入している。なぜ、日本では規制がないにもかかわらず、国内で提供卵子の流通や代理懐胎・出産の仕組みができないのか。それは、このような状態が日本社会の人工生殖における均衡点、すなわち現在のところの最適化状態だからである。では、このような状態を促している要因は何か。

それはどのような不妊治療によって子どもをつくることが「自然である」と受けとめられているかである。第3章でも指摘した[3]が、子どもを得るための個々の医療に対し、それが「自然である」と受けとめられるのは、その治療に対する合理的納得ではない。たとえば、不妊治療として体外受精を受けることが「自然である」と思えるのは、医療現場でそれが提示されて多くの人がそれを選択していくからであり、むしろ選択しないことの方が説明を求められるのである。したがって、時の経過とともに、人工生殖に対する「自然観」は当然のことながら変化するのである。かつて提供精子による人工授精は「科学的不倫」、また、体外受精は「試験管ベビー」といわれた。このような言説が生まれる背景には、AIDや体外受精という技術で妊娠させることが「自然ではない」と認識されていたということである。また、提供精子によって子どもをつくることは「夫以外の男性の子ども」をつくることであり、倫理的に是認されないと認識されていたからであろう。しかし、今日、AIDはともかく、不妊治療としての体外受精は十分に許容されている。つまり、体外受精は不妊治療のひとつとして最適化されたということになる。しかし、それは日産婦会が規定したルール[4]、すなわち体外受精は「夫婦間の性交」の代替として、である。では、日本における今日の人工生殖に対する最適化はどのような経緯をたどったのだろうか。

本章では、筆者が1991年から2009年までのおよそ20年間、4回の調査によって問うてきた人工生殖への「自然観」について検討し、人工生殖に対する日本の最適化の内実を明らかにする。最初に筆者らが行った調査[5]は1990-91年であり、不妊治療経験者に対して行っている。この調査時は、日本で初めて体外受精児が誕生してから7年あまりしか経っておらず、体外受精の認知度もそれほど高くはなかったが、不妊治療を試みている人々に、急速にこの技術に依拠したら子どもがもてると期待されていることは調査過程において肌で感じた。次に行った調査[6]は1997年である。この調査は山梨県という限定された地域で出産した女性に対して行われた。3回目の調査[7]は、2006年に看護職(看護師、保健師、助産師)についている人たちに対して行ったものである。4回目の調査(【調査研究D】)は、30歳から45歳の女性に対し不妊治療や新生殖技術に対する自然観を問うている。それぞれの調査はその母集団もその他の条件も異なっているが、調査対象者はほぼ女性であることは共通している。したがって、その結果が一般化されるとは考えていない。しかし、ここでは20年という年月のなかで劇的に増加している人工生殖に対する感受性がいかに変容したかを「人

工生殖に対する自然観」の変容と捉えることを主眼としているので、可能なかぎりこの4回の調査結果を比較検討したい。

20年という歳月は、先端的生殖技術を多くの人が享受できるものへと変えていったが、逆にいえば、高価で、成功率が不確かな技術であろうとも多くの夫婦がこの技術によって自分たちの遺伝的子どもをもつことを受け容れてきた結果である。しかし、今日に至るまで提供卵子や代理懐胎・出産による生殖は禁止されているわけではないが、国内ではほぼ実施されてはいない。この20年間で人工生殖に対する「自然観」はどのように変化したのかしなかったのか、4回の調査結果から、日本における人工生殖の許容状況の変化を明らかにしたい。

1．本章で用いる調査の概要

以下に、比較検討する4回の調査結果の出典となった「研究報告書」、それぞれの調査の「概要」——①調査期間と表示調査年、②調査方法、③調査対象、④調査規模、⑤調査の特徴、⑥その他——を記す。ただし、調査年とその報告書発行年が異なっている場合があるので、本章での表記はそれぞれ【調査研究A・B・C・D】」とするが、時間的経緯が必要な場合は調査年度を表記する。

【調査研究A】＝「1991年」
「不妊治療経験女性」の不妊治療に対する自然観に関する調査
［概要］
① 1990年12月～1991年3月
② アンケート形式の質問紙票を用いた郵送調査法
③ 不妊治療を受けている、または受けたことがある既婚女性（紹介による）
④ 調査票回収数；29票
⑤ 調査対象者が全員「不妊治療経験」のある女性であること。
⑥ この調査は日本で初の体外受精児が誕生してからそれほどの年月を経ていないときに実施したものである。調査対象者は不妊治療経験者であり、ほぼ東京を中心に関東在住者である。体外受精を実施している病院はかなりかぎられていたが、回答者の人工生殖経験の内訳は以下のとおりである。人工授精経験者は11人、体外受精経験者は9人、両方の経験者は6人であった。なお、この調査では、本章で検討する人工生殖などの自然観につい

ては直接聞いていないため、他の3調査と比較するため、調査結果を解釈しなおしている。

［研究報告書］

お茶の水女子大学生命倫理研究会編「女性と新しい生命倫理の創造」；「エッソ女性のための研究助成」による研究成果報告書1991

【調査研究B】＝「1997年」
「出産したばかりの女性」の不妊治療に対する自然観に関する調査

［概要］
① 1997年12月1〜31日
② アンケート形式の質問紙票を用いた郵送調査法
③ 1．一般群（山梨県内で当時出産を経験した女性：「山梨日日新聞」の出産情報欄に掲載された女性）
　2．自宅・助産所群（自宅・助産所で出産した女性：開業助産婦からの紹介）
　3．広域対象群（出産経験者、出産未経験者：山梨県立女性会館主催の講座出席者）
④ 調査票回収数：1.一般群248票、2.自宅・助産所群145票、3.広域対象群　133票　合計：526票
⑤ 本章では、上記3群のうち、「一般群」のデータを用いる。したがって、この調査は1997年当時「出産したばかりの女性の不妊治療に対する自然観」に関する調査とする。
⑥ 「自宅・助産所出産群」「広域対象群」のデータを用いる場合は、参考とする。

［研究報告書］

浅井美智子代表「出産の『自然観』に関する研究」；山梨県立看護短期大学共同研究費助成研究成果報告書1997

【調査研究C】＝「2007年」
「医療従事者（看護師・保健師・助産師）」の不妊治療に対する自然観に関する調査

［概要］

① 2006年11月30日〜2007年1月30日
② アンケート形式の質問紙票を用いた郵送調査法
③ 調査対象者は看護師、准看護師、助産師、保健師である（看護師に若干男性がいる）。
④ 調査票回収数：375票
⑤ 調査対象者が医療従事者であることがこの調査の特徴である。
⑥ この調査では、出産（分娩）の自然観を問うことを主目的としている。

［研究報告書］
　浅井美智子代表「出産が回避されるジェンダー要因および技術的要因に関する研究：文部科学省科学研究費補助金（基盤研究（C））研究成果報告書2007

【調査研究D】＝「2009年」
　「出産可能年齢の女性」の不妊治療に対する自然観に関する調査
［概要］
① 2009年6月12日00時00分〜19日00時00分
② アンケート形式の質問紙票を用いたインターネット調査
③ 調査対象者は30〜45歳の女性であるというだけで何の制限もしていない。したがって、前3回の調査における対象者に比べて「不妊治療」そのものをよく知らない対象者であると推測される。
④ 調査票回収数：300票
⑤ アンケート回答者が出産可能年齢（30〜45歳）の女性であることが特徴である。

［研究報告書］
　浅井美智子代表「生殖技術は氾濫／反乱する」大阪府立大学・生殖医療倫理研究会編「生殖医療倫理研究論集vol.1」2011
　「新生殖技術と医療に対する女性の意識変容に関する研究」（文部科学省科学研究費補助金（基盤研究（C））研究成果報告書2011

3．生殖に対する「自然観」の変化

　1991年の調査時から2009年の調査までの間、人工生殖の技術は飛躍的に革新されてきた。体外受精は卵子と精子の体外での自然の結びつきによる受精卵

の移植から顕微鏡下で卵子に直接精子を送り込み受精卵をつくる方法も臨床応用されるようになった。精子や卵子、受精卵の凍結技術も向上し実施されている。このような生殖技術を牽引してきた要因は、おおむね不妊のカップルが子どもをもちたいという欲求であっただろう。しかし、日本国内では、AIDを例外としても、一般的に医療機関で提供精子や提供卵子、代理出産によって子どもをつくってはいない。それらを望む場合は可能な外国へ渡航して卵子や代理懐胎・出産を購入している。このような状況において、第三者の精子や卵子により子どもつくること、また「産まずに（代理懐胎・出産）」親になることに対する意識の変化はあったのだろうか。4回の調査で共通する質問から「提供精子による人工授精（AID）」と「夫の精子による人工授精（AIH）」「提供精子による体外受精」と「夫の精子による体外受精」に対する「自然観」の変化があるかを検討する。次に、産まずに子どもをもつ方法として、「代理出産」と「養子」に対する「自然観」の変容をみることにする。なお、「代理出産」は「借り腹：依頼夫婦の受精卵を代理母に産んでもらう」と「代理母：依頼夫婦の夫の精子による人工授精型の代理母」に分けて検討する。

　なお、比較検討する4回の調査は母集団の規模がまったく異なるので、「自然である」「自然でない」、それぞれの全体に占める割合（％）でみていくことにする。ただし、【調査研究A】（1991年）では、これらの質問項目について「自然である」「自然でない」という聞き方をしていないため、「受け容れる」ことができるものを「自然である」とし、そうでないものを「自然でない」とした。また、「借り腹」「代理母」を区別せず、「代理母」としていたので、そのまま用いた。この【調査研究A】の被検者が全員不妊治療経験者であったので、2009年【調査研究D】の調査結果から不妊治療経験者を抽出したデータとの比較も併せて行う。

〈父と遺伝的につながった子どもをもつことの自然観〉

　日本では、提供精子による人工授精（AID）は1949年以来行われてきたが、体外受精は、夫婦間にかぎって実施してよいという日本産科婦人科学会（以降、「日産婦会」と略す）の会告があり、提供精子や提供卵子による体外受精は基本的に実施されてこなかった。現在では、外国で卵子提供[8]を受けて子どもをもうける日本人カップルもいる。また、提供卵子を求める日本人カップルのために日本人女性が外国に出向いて卵子提供を行っている事実もある。

第4章 人工生殖に対する自然観とその変容 47

　このような状況があることを考えれば、提供精子による生殖に対する否定的な意識は減少していることが予測される。では、実際に4回の調査結果はどうであろうか。図4-1．図4-2．は「夫の精子」と「提供精子」による人工授精と「夫の精子」と「提供精子」による体外受精において、「自然である」とする割合の変化を示している。図4-3．図4-4．は同じく「自然でない」とする割合の変化を示している。

「夫の精子」と「提供精子」による人工授精・体外受精の自然観

「自然であると思う」の占める割合（図4-1．図4-2．）

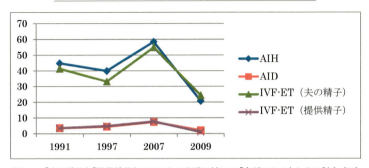

図4-1．「夫の精子」「提供精子」による人工生殖に対して「自然である」とする割合（%）

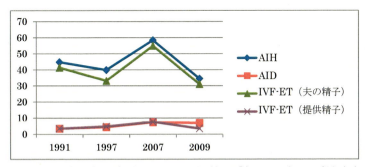

図4-2．「夫の精子」「提供精子」による人工生殖に対して「自然である」とする割合（%）
2009年データ：不妊治療経験者のみ抽出

「自然でないと思う」の占める割合（図4-3. 図4-4.）

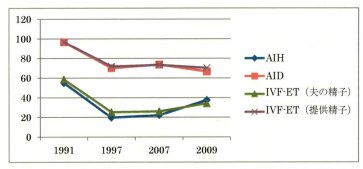

図4-3. 「夫の精子」「提供精子」による人工生殖に対して「自然でない」とする割合（％）

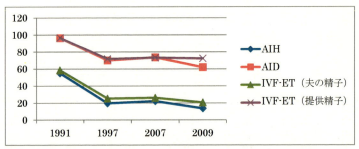

図4-4. 「夫の精子」「提供精子」による人工生殖に対して「自然でない」とする割合（％）
2009年データ：不妊治療経験者のみ抽出

　上記図4-1.～4. から何が読みとれるであろうか。まず、「夫の精子による人工授精（AIH）と体外受精」群と「提供精子による人工授精（AID）と体外受精」群に分かれる傾向を示しており、夫の精子による人工授精や体外受精に比べ、提供精子による生殖を自然であるとする水準は低い傾向が20年の歳月を経ても変わらないことがわかる。

　次に、これらの人工生殖に対する自然観の変化を見ると、「2007年」が他と比べて「AIH」「夫の精子による体外受精」ともに「自然である」とする傾向が強くみられる。これは、2007年の調査対象者が、「看護師」「助産師」「保健師」という医療関係者であることと関係していると思われる。先端生殖技術に依拠した不妊治療が多くの医療機関でかなり実施されるようになっており、そ

れが医療関係者にとって夫の精子による人工授精や体外受精を「自然」とする意識につながっているのではないだろうか。

　しかし、全体としてみれば、夫婦間の生殖を「自然である」とする傾向は、「提供精子」という因子からみて、この20年間ではあまり変化していないということができる。つまり、人工授精や体外受精が不妊治療としてかなり実施されるようになってはきたが、生殖は基本的に「夫婦間」のそれを自然とする意識が高いといえる。

　ただ、「自然でない」とする変化に着目し、とくに、2009年を1991年と同様の「不妊治療経験者」に絞ってみると、図4-4のように「夫の精子」「提供精子」による人工授精、体外受精ともに減少の傾向を示した。1991年と2009年のみを比較すると、この減少傾向がよくわかる。このことから次のように仮定することができるのではないだろうか。まず、生殖は基本的には夫婦間でなされることが自然と意識されるが、子どもを望んではいても自然生殖ができない人にとって、「不妊治療を経験する」過程において「提供精子」による生殖を受け容れる意識へと変化することもあるのではないか、ということである。

〈子どもを「産むこと」に対する自然観〉

　母と子どもの絆は、「妊娠・出産」「授乳」などの行為を通じて「自然な絆」とみなされてきた。今でも、女性は産むことにより子どもの親であるという認識が法的親子認知の基礎となっている。ところが、人工生殖（人工授精や体外受精）は、体外に生殖細胞を取り出し人為的に妊娠を促すために、妊娠・出産をしても子どもの親とはならない代理の出産を可能とする。現在、日本では代理出産を禁止する法律はないが、不妊治療を行う医師の団体である日産婦会がこれを禁止しているので、おおむね代理出産は行われていない[9]。しかし、代理出産が法的に可能な国もあり、日本人夫婦が外国で代理出産に依拠して子どもを得ていることは知られている。ここでは、「妊娠・出産」を第三者に担ってもらうことに対する「自然観」の変容を「借り腹：受精卵は依頼夫婦のものであり、第三者に妊娠・出産のみ代理してもらう」「代理母：卵子と妊娠・出産を第三者に代理してもらう」「養子」に対する意識で見ていく。図4-5. 図4-6. は「自然である」、図4-7. 図4-8. は「自然でない」とする割合の変化を示している。なお、1991年では「借り腹」のデータはない。

「借り腹：受精卵は依頼夫婦のものであり、第三者に妊娠・出産のみ代理してもらう」「代理母：卵子と妊娠・出産を第三者に代理してもらう」「養子」に対する自然観

「自然であると思う」の占める割合（図4-5. 図4-6.）

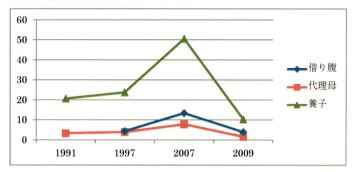

図4-5.「借り腹」「代理母」「養子」に対して「自然である」とする割合（％）

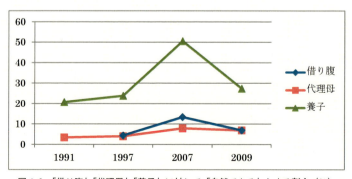

図4-6.「借り腹」「代理母」「養子」に対して「自然である」とする割合（％）
2009年データ：不妊治療経験者のみ抽出

「自然でないと思う」の占める割合（図4-7. 図4-8.）

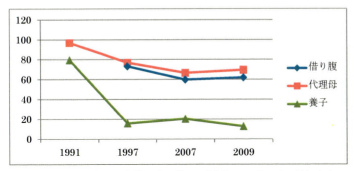

図4-7. 「借り腹」「代理母」「養子」に対して「自然でない」とする割合（%）

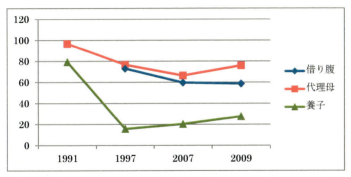

図4-8. 「借り腹」「代理母」「養子」に対して「自然でない」とする割合（%）
2009年データ：不妊治療経験者のみ抽出

　まず、「借り腹」「代理母」についての「自然観」を見てみると、図4-5. 図4-6. から、これらを「自然である」とする意識は1991年から2009年まで低い水準が維持されている。だが、「自然でない」とする意識は減少傾向にあることがわかる。とくに不妊治療経験者のデータがそれを示している。また、同データでは「借り腹」が「代理母」に比べて「自然でない」とする意識が若干だが低くなっていることがわかる。「借り腹」は、「依頼者夫婦の体外受精した受精卵を第三者の女性に移植し出産してもらう方法」として質問しており、生まれた子どもは依頼者夫婦と遺伝的つながりがあることが想定されている。「代理母」に依頼して産んでもらう場合、子どもは父親とは遺伝的つながりがあるが、

母親にとっては養子と同じである。同じ代理出産でも「代理母」に比べて「借り腹」に対する「自然でない」とする意識が減少していることは、「妊娠・出産」よりも「夫婦の遺伝的つながり」が求められていると推測される。

「借り腹」は、「ジェステイショナル・サロガシー（gestational surrogacy）」[10]という呼び方がその内実をよく説明している。生まれる子どもと産む女性の関係を切断し、まさに「産むこと」だけを代理する方法である。日本国内において行われた母娘間の代理出産はこの方法である[11]。1991年から2009年までの変化をみれば、この「借り腹」に対して「自然でない」とする意識がわずかだが減少傾向にある。これは、「産む」ことに対する意識が変わりつつあることを予測させる。

では、まったく遺伝的つながりのない子どもである「養子」に対する意識はどうだろうか。「養子」を「自然である」とする意識は、2007年の調査が他と比べて高くなっているが、他の調査では30％未満で推移している。1991年と2009年の不妊治療経験者では、若干だが「養子」を「自然である」とする意識の割合が高くなっている。不妊治療経験者は不妊治療の過程で養子の可能性を考えたことがあるのかもしれない。

だが、「自然でない」に着目すると、1991年調査は、他と比べて「養子を自然でない」とする割合がかなり高い。この調査では、アンケート調査とともに不妊治療を行っている女性にインタビューを行っているが、彼女たちは一様に「養子はいやだ」と答えていた。当時は、不妊治療を行っている女性たちにとって、新しい技術である体外受精で子どもができるという期待がかなり高く、それは自分で妊娠・出産できるという期待でもあったため、「養子」を拒否していたのではないかと思われる。

しかし、図4-7. に見られるように、1991年の調査を除けば、「養子」を「自然でない」とする意識は減少する傾向にある。

4．生殖における「自然」とは何か

有性生殖によって「生」をつなぐ人類にとって、他の有性生殖を行う動物と同様、「性交・妊娠・出産」は自然の営みである。しかしながら、人間となった途端にこの「性交・妊娠・出産」はさまざまな文化・社会的意味を付与されることになる。つまり、一連の生殖行動が生物としての人間の自然であるとして

も、そこにはさまざまなルールが付与されているということである。もっとも明確なルールは婚姻と結びついた生殖であったが、明治の近代化当初には、男子を産んだ妾が民法によって二親等と定められていた[12]。つまり、夫の精子による血縁の男子を産むために代理母が親族とされたのである。しかし、およそ「一夫一婦の婚姻と結びついた子産み」というルールが一般化され、今日に至っている。とはいえ、当然のことながら、子産みは必ずしも結婚における愛の証ではなかった。日本では結婚に恋愛という感情が重要視されるようになったのは、それほど古いことではない。まさに施設（病院など）出産と恋愛結婚の増加はきわめて同時進行しているのである[13]。むしろ日本の社会では、結婚という制度と結びついた子産みが「自然」であると認識されてきたことはたしかである。それゆえ、生殖は夫婦間でなされることが「自然である」と意識されてきた結果、後継ぎのための養子は許容されてきたが、養育を目的とした養子は少なかったのではないだろうか。

しかしながら、ロビン・フォックスが指摘するように、「重要なのは、私たちはあれこれの制度により多くの『自然さ』を認めるという落とし穴に陥ってはならないということである。制度は結果なのであって本性ではない」（フォックス 2000：70）のである。

提供配偶子による生殖の可能性

本章では、1991 年から 2009 年までの間に行われた調査により、「人工生殖の自然観」の変容をみてきた。その間、夫婦間の人工授精、体外受精に対して 30 〜 60% の幅で「自然である」とする意識がもたれている。他方、提供精子による人工授精、体外受精とも、それを「自然である」とする人の割合は 10% を超えない水準で維持されていた。この結果から人工生殖そのものよりも、「提供精子による生殖」を自然とする意識は低いままであったことがわかる。このことから「夫婦の遺伝的子どもをもつこと」を「自然である」とする意識を強く支持していると結論づけられるだろうか。

そもそも、提供精子による人工授精は、19 世紀末頃から行われていたといわれているが、第 2 次世界大戦後、世界的に急速に広まった（坂井・春日 2004：38）。日本で初めて AID が実施され、子どもが生まれたのは 1949 年であり、戦争によって不妊となった男性に子どもを授けることが目的であったことは明らかである。しかし、AID によって生まれる「父親と遺伝的につながらない」子

どもは実子であり、広く社会的に議論されることはなかった。

したがって、1983年に日本初の体外受精児が誕生して以来、体外受精・胚移植（IVF-ET）は急速に不妊治療として臨床実施されるようになったが、それが夫婦間にかぎって実施できることに対してAIDとの整合性を欠いていることは問題とされてこなかった。「提供精子」による生殖に対して関心をもったのは、体外受精を夫婦間にかぎるとした日産婦会と不妊治療を受けている人々だけであっただろうと思う。しかし、提供精子のみならず提供卵子によって子どもをもちたいという人々がいなくなったわけではない。体外受精を夫婦間にかぎったことにより、繰り返される体外受精により提供卵子が必要になったという指摘もある（平井2006：130）。不妊治療として体外受精が臨床実施されればされるほど、提供卵子による生殖を必要とするようになり、結果的に提供卵子への欲望をも喚起することになるといえるのではなかろうか。

現在、海外で日本人カップルが卵子提供を受けて子どもを得ていることもかなり知られるようになった[14]。また、日本人女性が海外で卵子を提供し金銭を受け取っていることも報道されている[15]。このような変化は、「夫婦と遺伝的につながる子ども」をもつことが排他的に「自然」であるとする意識の減少へつながっていくのではないかと推測される。

たしかに、1991年からおよそ20年間、提供精子による人工授精や体外受精は「自然でない」と意識されてきたようにみえるが、それはフォックスが指摘するように、まさに制度（日産婦会の規制）により、ルーチン化されてきた結果[16]であるといえるのではないだろうか。子どもが夫婦と遺伝的につながっていることはもとより「自然」と意識されるだろうが、夫婦が新生殖技術によって遺伝的につながらない子どもをもつことを「自然」とする意識が生まれる可能性も否定できない。

日比野由利らの報告によれば、全国25施設の不妊治療クリニックでつくる「日本生殖補助医療標準化機関（JISART）」が2008年、友人や姉妹からの卵子提供を認める独自指針をまとめ、現在、提供卵子による体外受精を進めているという[17]。法整備を待たずに提供卵子による体外受精が行われていけば、やがて実態を追認する形で法がつくられることになるのであろう。

「代理出産」を「自然」とする文脈は生まれるか

体外受精・胚移植は、技術によって受精卵を体外でつくり子宮に移植する技

術であることから、つくられた受精卵（胚）を卵子採取した女性とは別の女性の子宮に移植することができる。つまり「代理懐胎・出産」[18]である。体外受精技術や着床技術の向上が「代理出産」を可能にしたのである。日本では、日産婦会が代理出産を禁止してきたため、基本的に第三者の代理母を調達するすべはない。しかし、代理出産を望むカップルがいないわけではない。

日本人カップルが海外で代理出産によって子どもを得ていることが知られるようになったのは2003年である。関西在住の夫婦がアメリカで代理出産により子どもをもうけたが、日本で出生届が受理されなかったケースが読売新聞[19]で報じられた。また、やはりアメリカで代理出産によって双子の子をもうけたタレント夫婦の子らの認知をめぐる訴訟経緯は広く報道された[20]。さらに、日本人の独身男性がインドで卵子提供を受け、つくられた受精卵を別の女性に代理出産してもらったが、その子の国籍が取得できず一時帰国できないという事例の報道[21]があった。2008年のことである。

2003年以降、にわかに海外での代理出産がクローズアップされたが、2001年には日本国内でも姉妹間の代理出産が行われていた（神里・成澤編 2008：370）[22]。その後、代理出産を行った医師は母娘間の代理出産を行い公表している。

先に見てきたように、「代理母」「借り腹」による代理出産を自然とする意識は、1991年から2009年まで10%前後の低い水準を維持していた。だが、「自然でない」とする意識は「借り腹」において、1997年に比べ2007年、2009年は減少傾向にあることが読みとれる。2000年以降の代理出産報道の増加とともに代理出産に対する意識が変化しているといえるかもしれない。しかし、依頼夫婦の遺伝的子どもの代理出産である「借り腹」に比べて、代理母の卵子を用いた出産には否定的であるといえる。

厚生労働省の行った「生殖補助医療技術についての意識調査（1999年、2003年、2007年）」によれば、「借り腹」に関して「認められない」は、1999年が24.2%、2003年が24.8%、2007年が16.0%という結果が公表された[23]。本章で先に検討した「借り腹」に対して「自然でない」と、厚生労働省の「受け入れられない」を同じ意識と解釈することは厳密にはできないが、両者を「借り腹」に対して否定的な意識と捉えれば、その割合は大きく異なるが、「借り腹」に対する否定的意識は確実に減少しているといえるかもしれない。

では、依頼夫婦の遺伝的子どもであれば代理出産は受け容れられていくのだろうか。おそらく、「借り腹」型の代理出産が受け容れられていくとすれば、そ

れが「有償」の代理出産か「無償」の代理出産であるかによるのではないかと考えられる。有償の代理出産は明らかに「妊娠・出産」を売り渡す行為である。契約による商業的代理出産が合法的に行われているインドでは、代理出産を引き受ける女性は明らかに貧困層に属していることは知られている[24]。日本人夫婦が有償の代理出産を海外で行っているかぎり、日本国内では代理出産を依頼する側とそれを引き受ける経済的格差はみえにくい。しかし、国内で行うとなれば、その格差は明示的にならざるをえない。それでも代理出産を国内で行うとすれば、根津医師が実践しているように、無償かつトラブルの少ない母娘間の代理出産以外にないだろう。しかし、それでも「代理の妊娠・出産」は、「母親」という概念の再考を促すものである。ハーバード大学教授、デボラ・L・スパーは次のように警告する。

> 代理出産契約のもとでは、子どもを産む女性がその母親となることは意図されていないのだ。したがって誰が母親なのかは自然に導かれるのではなく、むしろ意図的に定義されなければならない。……子どもを「作ろうと意図している」女性、すなわち子どもの受胎のための手続きをとった女性が母親となるのだ。何世紀も続いた生物学の時代から、技術と契約の時代になる。……子どもの誕生は交渉によって行われるものとなり、母親になることが市場で取引されるのである。(スパー 2006：140)

産まない女性が母親となることはこれまでもあった。「養子」である。しかし、自分の遺伝的子どもを第三者に産んでもらって母親となることはなかった。代理出産でなく、なぜ「養子」ではいけないのだろうか。先の図4-8. を見れば、1997年から2007年の10年間で、養子を自然でないとする割合は増えている。欧米に比べ日本では、なぜ子どもの養子縁組が多くないのか。

【註】
1）2016年には54,110人が体外受精によって誕生し、体外受精による累世出生数は536,737人に達している。
2）不妊治療において、第5章で論じるが、生殖技術の利用を規制する法律は日本にはない。2003年に厚生労働省・法務省それぞれが、「精子・卵子・胚の提供等

による生殖補助医療制度の整備に関する報告書」「精子・卵子・胚の提供等による生殖補助医療により出生した子の親子関係に関する民法の特例に関する要綱中間試案」をまとめたが、結局法制度化されることはなかった。したがって、先端生命科学の利用に関しては、文部科学省がまとめ、制定された「ヒトクローン技術規制法」(「ヒトに関するクローン技術等の規制に関する法律」2001年6月に施行)のみである。詳しくは橳島次郎『先端医療のルール』(講談社)参照。

3) 第3章註4を参照。
4) 初めて体外受精児が誕生した1983年に日産婦会が規定した体外受精の適用者は、法的に婚姻関係にある夫婦にかぎられていた。後に、事実婚のカップルにも適用されるようになった。
5) お茶の水女子大学生命倫理研究会編「女性と新しい生命倫理の創造」;「エッソ女性のための研究助成」による研究成果報告書1991。本稿では【調査研究A】とする。
6) 浅井美智子他「出産の『自然観』に関する研究」;山梨県立看護短期大学共同研究費助成研究成果報告書1997。【調査研究B】とする。
7) 浅井美智子他「出産が回避されるジェンダー要因および技術的要因に関する研究;文部科学省科学研究費補助金(基盤研究(C))研究成果報告書2007。【調査研究C】とする。
8) 2013年には日本国内で初めて卵子バンク(OD-NET)が誕生し、慈善の卵子を募集している。また、2007年から日本生殖補助医療標準化機関(JISART)では提供卵子による生殖を実施している。
9) 姉妹や義姉妹間、母娘間の代理出産を行っている医師はいる。
10) 生命倫理学者ピーター・シンガーは、ジェステイショナル・サロガシーを完全な「代理出産」と呼び、これは倫理的に許容されるという指摘もある。代理出産の形態については第3章を参照。
11) 詳細は、根津八紘・沢見涼子『母と娘の代理出産』はる書房参照。
12) 詳細は、浅井美智子「生殖技術と家族」(江原由美子編『生殖技術とジェンダー』勁草書房)参照。
13) 浅井美智子「生殖技術とゆれる親子の絆」(藤崎宏子編『親と子　交錯するライフコース』ミネルヴァ書房)参照。
14) 国会議員の野田聖子はアメリカで卵子提供を受け、夫との受精卵により子どもを産んだことを公表している。
15) 「AERA」2011年11月には、日本人女性が卵子を売っている実態が報道された。インターネット上では卵子を募集しているサイトもかなりある。
16) 日産婦会による新生殖技術の規制がどのように行われてきたのかは第5章で詳しく述べる。
17) 日比野由利「最先端・次世代研究開発支援プログラム」成果・報告書参照。

http://saisenntan.w3.kanazawa-u.ac.jp/achievement.html　2012/02/02 閲覧
18）「代理懐胎・出産」をここでは「代理出産」と表記していく。
19）「米で代理出産　親子関係認めず」という記事が 2003 年 10 月 12 日付「読売新聞」に掲載された。
20）2003 年にアメリカの代理母から生まれた向井亜紀・高田延彦夫妻の双子の出生届は、2004 年、品川区役所で受理されず訴訟となった。東京高裁で受理されたが、最高裁は 2007 年 3 月、向井夫妻の子どもは嫡出子と認めない判決を下している。その後、特別養子縁組によって実子となっている。
21）「想定外の代理出産」2008 年 8 月 16 日付「読売新聞朝刊」、「インド代理出産法不備浮き彫り」2008 年 10 月 22 日付「毎日新聞」、「代理出産の女児　滞在ビザで入国」2008 年 11 月 3 日付「産経新聞」他、多数の報道がなされた。通称「マンジ事件」。
22）2001 年 5 月、長野県の開業医である根津八紘は、姉妹間での代理出産により子どもが誕生していることを公表した。神里彩子・成澤光編『生殖補助医療　生命倫理と法──基本資料集 3』信山社、2008、p.370
23）厚生労働省『生殖補助医療技術に関する意識調査集計結果の概要』（平成 18 年度生殖補助医療等緊急対策事業報告書）2007.11
24）日比野由利、同上報告書

第Ⅱ部
生殖テクノロジーのゆくえ

第5章　新生殖技術の臨床基準はだれが決めるのか

　科学によって研究され、技術によって把握されて、死と生殖は文化となっている。われわれの身体を形づくる力は、それ以来、与えられた自然からよりも、われわれが構築した環境からやってくるのであり、自然からよりも文化からやってくるのである。（ミシェル・セール 2006：66）

　人工生殖（性交を経ない技術による生殖）の臨床実施は、日本では半世紀を超えた。1949年8月、提供精子による人工授精（AID；Artificial Insemination with Donor's semen）[1]児が初めて誕生した。その後、1983年10月、初の体外受精児が誕生している。体外受精（IVF；In Vitro Fertilization）[2]によって生命を生み出すことができる、つまり、技術によって生命を生み出すことができるという地平は、生命の誕生に二つの方向を開いた。まず、技術の進展を強く促したことである。それは、自然生殖が不可能な精子を物理的に授精させる顕微下での授精[3]を可能とし、凍結配偶子、凍結授精卵により生命を生み出した。また、閉経した女性の妊娠出産を可能とする技術も展開されている。体外受精が開示した第二点目は、性交を排除することによって、卵子、精子は生命を生み出す素材、子宮は孵卵器という認識をもたらしたことである。これらの生殖は不妊治療の一貫として、また、生殖補助技術 ART という名のもとに実施されている。しかし、われわれが自明としてきた生殖は、一組の男女の性交、妊娠、出産という一連の過程であった。この技術は、それを分断し、複数の人々が生殖そのものに介入して生命を生み出すことを可能とした。AID はすでに実施されて久しいが、性愛とは無関係の第三者の卵子や精子、代理懐胎・出産により親になれるという方法の開示は、さまざまな欲望を生み出す。

　現在（2010年）、日本には先端生殖技術を規制する法律はなく、唯一、その実施を規制しているのが、日本産科婦人科学会（以降、「日産婦会」と略す）が出している会告である。もちろん、この会告には法的規制はない。したがって、会告に従わず、技術的に可能な生殖であれば何を行っても罰せられることはない。実際、会告が禁止している提供卵子による出産、代理懐胎による出産、閉

経した女性の出産などを実施した医師[4]がいる。だが、おおむねこの会告は守られている。

　しかし、体外受精は予測もできない生殖を可能にする。子宮のない娘に代わってその母親が娘夫婦の受精卵を妊娠・出産する。子宮摘出した姉の代わりに実妹が姉夫婦の受精卵を代理懐胎・出産する。夫婦の受精卵を外国の女性に代わりに産んでもらう。凍結保存されていた夫の精子によって、夫の死後妻がその精子によって受胎し出産する。これらの事例は、日本人が実際に行った生殖である。たしかに、ひとが自然では不可能な生殖を望むから技術が進展するのか、技術が進展するから、不可能な生殖を欲望するのか、それはわからない。それでも、現に不可能な生殖が技術によって可能であることが示されれば、それを望む人々が出てきても不思議ではない。日本で行うことが困難な提供卵子や代理懐胎に依拠して子どもをもとうとする人々は海外に出かける。この構図は臓器移植の場合と同様である。つまり、人工生殖が問題状況にあるのは、大学病院を中心とする生殖科学者が、その生殖観によって人工生殖を規制してきたこと、また、国家が生殖技術の法制度化を怠ってきたことが直接的原因である。

　さらに、生殖の欲望を喚起する男女の心性は「自然」と思われているが、それが文化・歴史的につくられたものであることを想起せねばならない。つまり、生殖医療者が人工生殖を方向づけているのは、ある時代と文化によってつくられた生殖観であるということである。子どもを望む人々の生殖観も変化しているのである。人工生殖技術の専門家集団だけがその生殖観によって親の選択を斟酌し、技術の受容者を選別してよいとは思われない。ここには、そのような規制を要請する権力が働いているのではないか。本章では、日本における人工生殖技術の進展とその臨床実施の経緯、日産婦会の会告、厚生労働省・法務省などの人工生殖に対する検討から、許容される人工生殖の背後にある「生権力：フーコーが編み出した用語であり、ここでは、人口調整管理的な権力を指すものとする」とはどのようなものであり、それがどのように行使されてきたかを明らかにしたい。

1．人工生殖技術の開発競争

AIDが開示した生殖の主導権

　夫の精子による人工授精（AIH：Artificial Insemination with Husband's

semen）が正式に記録されたのは 1866 年、アメリカにおいてである[5]。AID が初めて記録されたのもアメリカで、それは 1884 年のことである。フィラデルフィアのジェファーソン医科大学教授ウィリアム・パンコーストは、夫が不妊であった女性の同意も得ずに、学生の精液を彼女の膣に注入した。9 ヶ月後にその女性は男児を出産したという。パンコーストは、AID の施術をした女性夫婦の記録も、精子を提供した学生の名前も残していない。この事実が明るみ出たのは、1909 年、『メディカル・ワールド』に掲載された、ミネソタの無名の医師アディソン・デイヴィス・ハードによる「人工妊娠について」という論文によってであるという（プロッツ 2005＝2007：266）。ジーナ・コリアは、「これは明らかにレイプです」（コリア 1993：22）と明言している。パンコーストは、ことの次第を夫には告げているが妻には内緒にすることに両者は同意したという。アメリカでは、AID が実施され始めた当初は、不妊の夫の代わりの精子によって、しばしば妻はその同意なく授精させられていた[6]。生殖は性行為と性愛の結びつきの結果として是認されてきた。したがって、妻の同意どころか、彼女のあずかり知らない精子によって妊娠させられたのであるから、これは、コリアの言うようにまさにレイプ以外の何ものでもない。

　妻の同意のない人工授精がなぜ行われなければならなかったのか。そもそも、人工授精（AI）は技術的に AIH と AID とに区別されるわけではない。わざわざ区別するのは「嫡出」という概念があたかも自然であるかのように生きられてきたからである。したがって、提供精子による人工授精が問題とされるのは、他者の精子によって生まれた子どもを嫡子とすることが倫理的に叶うかどうかであった。1949 年、ローマ法王ピウス（ピオ）12 世は、AID はそこに夫との血の絆がなく不道徳であり、拒否されるべきものであると発言し注目された。医師からの AID 肯定の表明もあったが、国によって AID に対する態度は異なるものの AID はそれを必要とする人々がおり、道徳的に否定されながらも多くの国で実施されてきた。

　しかしながら、AID は、「嫡出」という考え方こそ問われるべき問題であることを明るみに出した。「嫡出」なる概念は、男性が生殖の主導権を握る制度、つまり家父長制度が生み出したものである。AID はこの制度を揺るがす技術である。それにもかかわらず実施されてきたのはなぜか。不妊男性がそうでない証としての（虚偽の）子どもを提供する（実子登録）という理由で実施されてきたからである。AID によって生まれた児（以降、AID によって生まれた児を

「DI児」と表記する)をもった父は世間的にはそれと知られない。DI児は男として性能力を世間に表明する証となるというわけである。

さらに、AIが開示したもっとも根源的問題は、性交を促す性愛を排除し、医師が物理的に性交の代わりに精子を女性の身体に送り込み妊娠させることである。つまり、AIは、生殖の主導権が医師に委譲されることを意味するのである。

日本では、1949年、慶応義塾大学病院で国内初のDI児が誕生し、科学技術によって生命を生み出すことができるという事実を示した。しかし、日本でも、世論は科学によって性交を経ずに生命を生み出すことへの驚異よりも、提供精子により生殖がなされたことへの反応を示した。また、当時は、医学部の学生、インターンが精子を提供したようであり、複数の精子を混合し人工授精が行われていた。当然のことながら、精子提供者は複数かつ匿名であったため、子どもを出生させた精子の遺伝的出自は不明である。したがって、AIDにより生まれた子どもは産んだ母親の夫が戸籍上の父親として届けが出されている。この状況において日産婦会は何の規制も出さなかったが、親子関係の法的承認について国家が見解を示すこともなかった。しかし、DI児を初めて誕生させた慶応義塾大学病院の安藤画一は、不妊に悩む人に、子どもをもちたいという希望を叶えてあげることが医師の責任であると、随所で発言していたが、父親と血縁のないDI児に対する父親の態度に不安を表明してもいる。

また、安藤はDI児に対して、「優生学的見地から種の改良をめざしているから、優秀な子どもであることは確信している」(「サンデー毎日」1949年8月14日)と、精子の選良を示唆する発言をしている。つまり、AIDのために提供される精子が選ばれたものであると言っているのである。医学部の学生やインターンの精子が優秀であるかどうかはわからないが、それを選ばれた優秀な遺伝子をもつ精子であると安藤は考えていたのであろう。それゆえ、AIDに必要な提供精子の確保がその希望者に追いつかず、精子の凍結保存の開発が始まった。当時その研究を担当した澤田喜彰[7]、飯塚理八[8]、両氏は、1957年の日本不妊学会で凍結精子による妊娠の成功を発表している。

体外受精による出産競争

世界の生殖科学の動向は、明確に体外での授精を目指していた。1978年、イギリスで世界初の体外受精児(ルイーズ・ブラウン)が誕生した。遅れること5年、1983年10月、日本で初めて夫の精子と妻の卵子による体外受精児が東北

大学病院で誕生した。

　世界で初めての体外受精児ルイーズを生み出したのは、ロバート・エドワーズ、パトリック・ステプトーである。この初の体外受精はもちろん奇跡的に誕生したわけではない。医学の進歩が数知れない臨床実験によって築かれていることは周知のことだが、エドワーズとステプトーも数知れない体外受精によって作成した受精卵の移植を試みてきた。フランスで初めて体外受精児を誕生させたジャック・テスタールは、その著書『透明な卵』で、卵子は女性患者の協力（？）によって得、精子は婦人科のインターン、そして彼自身から調達したことを明らかにしている（テスタール 2005：45）。同書で、テスタールは「エドワーズは五人の娘の父親だが、「試験的な胚」の染色体分析を実施したとき、男の子の父親にもなれる可能性があったことを教えてくれた」（同上書：45）と記している。ルイーズが生まれるまでにブラウン夫妻は10回を越える体外受精をくり返した後に、ようやく成功をしたのである（大田：20）。だが、体外受精・胚移植を試みたが出産に至らなかった数多くの不妊夫婦の記録はない。

　日本で初の体外受精児を誕生させた東北大学の臨床実施の決断に、当時一番驚いたのは、生殖研究者であったという。なぜなら、当時、体外受精の研究はまだまだ途上だったのである。彼らの驚きは研究途上にある体外受精の臨床に踏み切ったことであるという（大田 1983：19）。イギリスでもフランスでも、そして日本でも生殖研究者は、体外での受精、その受精卵が人として生まれることを夢見て競争してきた。しかし、ことは生命を人為によって生み出すことである。体外受精の技術はまだ確立されたものではなかったので、どのような異常が発生するかは未知であった。イギリスでの体外受精の誕生以来、途上にある日本の生殖研究者はその試験データを欲していたのである。したがって、東北大学での体外受精児の誕生は、研究者にとっての驚きであり、見切り発車という感をもったといわれる（同上書：19-28）。

　それでも、体外受精児の誕生が迫っている1983年4月、日産婦会は「体外受精等に関する委員会」を設置し、10月「体外受精・胚移植に関する見解」を発表している。その後、日産婦会は「体外受精・胚移植」の「登録報告制」について発表している（1986年3月）。AIDのときと異なり、体外受精に対する日産婦会の対応は早かったといえる。しかし、この見解は、体外受精を受けられる対象を法的に婚姻した夫婦にかぎり、これまで長く実施されてきたAIDとの整合性を欠くものであったが、それは不問に付された。

では、初の体外受精に対する世論はどうであったか。東北大学における初の体外受精児誕生直後の新聞報道の反応は好意的なものであったが、次第に体外受精児を「試験管ベビー：Test Tube Baby」と呼ぶ週刊誌の報道も見られるようになる。「試験管ベビー」という用語が指し示すことは、生命が実験室でつくられることのあからさまな表示であると同時に、違和感の表出であるといえる。しかし、このような違和感の表出が体外受精の臨床実施を止めることはなかった。日本では、30年以上にわたり体外受精の臨床実施が行われており、すでに市場化された子づくり技術となっている[9]。不妊治療として定着しているとはいえ、体外受精はおおむね夫婦間にかぎって臨床実施されている。

　ところで、1983年以来実践されてきた体外受精だが、それを研究し臨床実施してきた人を見れば、成功を収めた人は例外なく男性である。彼らは自らの精子を使うことまでしたが、それを移植することまではしなかったかもしれない。しかし、不妊治療を行っている医者は、安藤の言うように不妊の人に子どもをもたらしたいという。だが、その臨床の前に、生殖科学者には「生命の発生と誕生」のしくみを知りたいという「知の欲望」がある。そして、臨床医には「子どもをつくってあげる」[10]という「支配欲」がないとはいえないだろう。

2．人工生殖に対する無作為が示す父権

DI児はなぜ実子とされたのか

　日本では、1949年のDI児誕生以来、体外受精児誕生、凍結配偶子による生殖、顕微授精による生殖など、次々と新たな生殖技術が臨床実施されてきた。しかし、今日に至るまで、人工生殖に対する法的処置はなされていない。当然のことながら人工生殖は、これまでの法的親子認知の想定外の親子を生み出す。問題は、1949年のDI児誕生のときにあった。不妊の夫の代わりにだれのものか特定できない精子による人工授精で生まれた子どもが、不妊の夫と出産した妻を両親とする出生届が出されたことは先に指摘した。

　AIDの実施、それによる出産という、ひとりの人間の誕生の過程は事実として存在する。だが、ひとがこの世に誕生するとは、社会の文化や規範に従って参入することである。社会の規範は人工生殖など想定していないが、これまである規範に従えば、DI児が社会に参入するには、父との遺伝的つながりを否定しなければならない。つまり、夫にとってDI児は養子である。ところが、最

初のDI児は不妊の夫の実子として届けられた。これが日本における人工生殖の最初の躓きであった[11]。

　遺伝的つながりのない子どもを実子とすることは、将来への危惧をもたらした。DI児を誕生させるためには精子提供者がいる。初めてDI児を誕生させた慶応義塾大学病院では、精子提供を同病院のインターン、同大学の学生に依存していた。当然何度も精子を提供した人がいたはずである。また、AIDが普及すれば、地方都市でも行われる。そこでは精子を提供する人はかぎられるはずである。つまり、ひとりの精子提供者がどれだけの子どもの誕生にかかわったかわからないということになる。当然育った子ども同士が婚姻することもあるだろう。

　また、DI児は自己の遺伝的父をその初めから隠蔽されていることが、そのアイデンティティ形成に深くかかわることが今日では認識されつつある。また、親子関係においてもその初めから秘密をもった家族として過剰な問題を抱えることになる。

　DI児に対し出生の虚偽がなぜ容認されてきたのか。そこには結婚すれば子どもをもつことが当然という認識がまずある。女（妻）は子どもを産んで、夫は妻子をもって一人前とみなされてきた。夫が不妊の夫婦にとって、提供精子であることが隠蔽されさえすれば、AIはその家族を完成させる技術となる。つまり、不妊夫婦にとって、技術は性交・性愛の代替でしかない。妻は子どもを産めるし、夫はその生殖能力を証明できるからである。

　しかし、虚偽の親子関係は、たとえそれを望んだのが両親であったとしても、生まれてくる子どもにはそう知らされない。たしかに、自然生殖によって生まれる子どもが親を選んで生まれてくるわけではないが、その子どもたちは自分の出自を疑わない。AIDによって生まれ子どもは、その子だけが出自の虚偽を知らないのである。「DI者（AIDによって生まれた子どもDI児と同じ：筆者注）はその出自の真実を秘密にしたまま育てられ、出自を知る権利が奪われている。成人してその事実を知ったとき、自らのアイデンティティが崩れ、苦悩は大きい」（才村、宮嶋2008：216）といわれている。DI児が事実を知れば、生きてきた自らの存在の根拠が突然奪われるのであるから、アイデンティティが危機に陥るのは当然であろう（DIによって生まれた子どもについては、第7章で詳述）。

　AIDは、医師と精子提供者という第三者が直接かかわる、意図的生殖である。

AIDによって生まれる子どもにはその事実が知らされるべきではなかろうか。

体外受精はなぜ夫婦間にかぎられたのか

　不妊研究を行ってきた生殖研究者が誰でも体外受精に賛成してきたわけではない。かつて慶応義塾大学において不妊研究を行い、凍結精子による授精に成功し、のちに臨床医として不妊治療を行ってきた澤田喜彰は、不妊治療が体外受精に一元化されることに反対していた。澤田は、不妊の最大の原因が、「機能不全、つまり"原因不明の不妊"」であり、「試験管ベビーこそワンパターンであり、残る九〇パーセント以上の原因解明に新たな科学の手が要求されている」(大田 1983：6) と、日本初の体外受精児が誕生した当時、述べている。つまり、澤田は不妊の原因解明によって自然妊娠させることが不妊治療であると考えていたようである。

　一方、イギリスでの世界初の体外受精児誕生以降、日本では東北大学、慶応義塾大学、徳島大学（京都大学）[12] が体外受精児誕生の先陣争いをしていたと思われる。日本でも体外受精児が誕生することが予測できたのだろう。慶応義塾大学の飯塚理八を中心に体外受精のためのコンセンサスづくりともいえる「日本受精着床学会」が発足した。ところが、それから1年も満たないうちに突然のように東北大学（鈴木雅洲）で日本初の体外受精児が誕生した。東北大学では、初の体外受精の臨床実施を行うにあたって、四つの見解を基本とした「体外受精・胚（分割卵）移植に関する憲章」(同上書：29) を発表している。注目されるのは、見解その2において、体外受精を「合法的に結婚した夫婦だけに限定する」ことを謳っているのである。日産婦会が「「体外受精・胚移植」に関する見解」を発表したのは、東北大学で体外受精児が誕生した10月であった。日産婦会の見解でも体外受精は合法的に結婚した夫婦にかぎるとしているが、東北大学の憲章を踏襲しているように思える。

　しかし、1949年以来、提供精子による人工授精が実施されてきたことと、体外受精の被臨床者を合法的夫婦にかぎったことには整合性がない。なぜ、少なくとも提供精子による体外受精が認められなかったのだろうか。それは、日産婦会の医師たちにDI児の虚偽の出生から生じるトラブルへの不安がまずあったからではないか。つまり、1983年までに、DI児をめぐるトラブルがそれを実施してきた多くの国で起こっていたのである。東北大学、日産婦会がそれを知らなかったはずはない。したがって、体外受精の実施におけるトラブルを最

小限にしようとした結果、体外受精を合法的に結婚したカップルにかぎったのではないだろうか。

　また、日産婦会は、人工生殖を不妊治療における「技術」と位置づけてきた。つまり、人工生殖はあくまで生殖を補助する医療技術（ART：Assisted Reproductive Technology）と位置づけられたのである。しかし、不妊が病として治療の対象になるのは、子どもを欲して性交渉をしてもできない、それでも子どもを欲して医療にアクセスして初めて不妊治療の対象者となるのである。不妊治療はこれまでもあった。たとえば、卵管閉塞で妊娠に至れない人に通水、通風などの治療があり、また、排卵誘発剤の投与などもあった。不妊治療を行ってきた医者たちは、人工授精・体外受精をそれらと同列の不妊治療として位置づけたかったのではないだろうか。つまり、人工生殖を自然生殖の代替と考え、これまでの生殖の力学を維持しようと考えた結果であるといえる。生殖の力学とは、生まれた子どもに「父の印」があることが、その社会的存在を保障する制度であると言い換えることができる。

　しかし、性交を排除する体外受精は、夫婦の不妊、つまり性交しても妊娠しない夫婦だけの子産み技術ではない。この技術は、精子と卵子の組み合わせを多様にし、他者に産んでもらった子どもを自分の子どもとすることができる。シングルやホモセクシュアルの人々でも子どもをもつことを可能とする技術でもある。つまり、人工生殖は、「父の印」どころか、「母」すら、決定できない生殖のあり方を提示したのである。

3．顕微授精の問われない理由

　体外受精の技術は、まさに人の手により生命をつくるという意味で衝撃的であった。ところが、体外での自然な受精すら困難な精子（精子無力症、奇形精子症など）を顕微鏡下で物理的に卵子に送り込む「究極の体外受精」とさえいわれる顕微授精により、1989年、シンガポールで世界初の子どもが誕生した[13]。この世界初の顕微授精児誕生から時を待たず、1990年11月、日本不妊学会は、「熟練した医療グループが、難治性不妊患者に限って用いること」を条件に顕微授精を認める見解を打ち出した（朝日新聞1992年4月8日付）。日本でも顕微授精はすぐにでも可能な状況であったことがうかがえる。

　この段階で日産婦会は顕微授精について何も言っていない。しかし、日産婦

会の「生殖医学の登録に関する委員会」委員長・森崇英（京都大学教授）は、内部では1年あまり検討し、1991年11月に結論に達していたと述べている（朝日新聞1992年4月8日付）。この談話どおり、1992年1月、日産婦会は会告「顕微授精法の臨床実施に関する見解」を発表した。この発表直後、北九州市内の不妊治療専門クリニック「セントマザー産婦人科医院」（田中温院長）が顕微授精で二人の女性を妊娠させることに成功したと報道された（西日本新聞：1992年3月28日付、他）。

　顕微授精には3通りの方法がある。①卵細胞の一番外側にある透明膜に穴をあけ精子が入りやすくする。②囲卵腔（透明膜と細胞質の間）へ精子を注入する。③細胞質へ精子を注入する。いずれの方法も卵子を傷つけるものであり、安全性への危惧はぬぐえない。顕微授精による妊娠の報道にも、安全性や倫理面を危惧するものが目立つ。なるほど、日本での顕微授精による妊娠成功までに、世界での顕微授精による出産は100例ほどであった。顕微授精を日産婦会が許可したのは、この100例に異常がないからであるという医者もいる[14]。100例に異常がないから顕微授精は安全だとは決していえまい。

　なぜ、生殖細胞（卵）を傷つけ授精させる方法が急がれたのであろうか。日本初の体外受精と同様の競争があったのではないかと思われる。日本初の体外受精児を誕生させた鈴木雅洲[15]は、1991年8月、自らが院長であるスズキ病院内の倫理委員会（鈴木もこの委員会のメンバーである）が顕微授精の臨床応用を承認したので、すぐにでも実施したいと表明している（朝日新聞1992年4月8日付）。鈴木は日産婦会の会告前に顕微授精を行っていたことがわかる。自前の病院内の倫理委員会の決定で生命を操作してよいものだろうか。倫理委員会の決定は新しい技術の臨床の免罪符ではない。新技術の成功競争があるだけのように見受けられる。

　しかし、問題は、技術競争だけにあるのではない。なぜ、わざわざ卵子を傷つけてまで授精させる必要があるのかということである。これまで行われてきた体外受精は、卵子と精子を体外に取り出すが、授精はそれらを混合するが自然に任されてきた。自然生殖では卵管で授精されていたものが、試験管に代わったということなる。これでも十分人為的である。ところが、顕微授精は精子を物理的に授精させる技術なのである。今日の科学ではなぜ試験管内で授精しないのかはわかっていない。そこには授精しないだけの原因があると予測することはできる。それを物理的に強引に授精させ、受精卵を得られれば移植する

という行為は実験でしかない。顕微授精には、いかにしても自分の精子による子どもをもちたいという男性性の生殖観とともに、それを鼓舞する生殖科学者の「生命をつくる」という支配欲がみえてくる。

4．事実を後追いする人工生殖技術に対する議論

人工生殖を規制してきた日本産科婦人科学会の限界

　不妊治療として人工生殖技術の臨床実施を規制してきたのは、その技術を行使してきた医師の学会、日産婦会である。しかし、人工生殖技術を初めて実施した時期と、その技術を規制する会告を出した時期から、日産婦会の生殖観がみてとれる。以下に、初の人工生殖技術による出産とその技術に対して見解が出された時期を記す。

　　1949年8月　　AID児誕生……1997年8月
　　　　　　　　　　会告「「非配偶者間人工授精と精子提供」に関する見解」
　　1983年10月　体外受精児誕生……1983年10月
　　　　　　　　　　会告「「体外受精・胚移植」に関する見解」
　　1992年3月　　顕微授精卵による妊娠……1992年1月
　　　　　　　　　　会告「顕微授精法の臨床実施に関する見解」

　上記のことから、次のようなことがわかる。体外受精は、体外受精児が誕生してあわてて会告を出し、顕微授精はそれを予測して出していることである。AIDに関しては、半世紀近く放置したままであった。このことから、日産婦会は父と遺伝的につながりのない子どもを生み出すことにためらいがあったのではないかと思われる。それゆえ、体外受精の実施にあたり、この躊躇がその技術受容者を合法的に婚姻した夫婦にかぎらせたのではなかろうか。それは、同会の医師たちは父と遺伝的につながる子どもを生み出すことを不妊治療と考えていたと理解してもいいだろう。

　しかし、これは、提供卵子や代理出産によって子どもを望む人々の欲求に応えてこなかったことになる。1990年、日本人夫婦4組がアメリカの代理母斡旋業者を通して子どもを得ていたことが明らかになった。翌91年には、日本人による代理出産情報センター（2001年「卵子提供・代理母出産情報センター」と

改称）が設立され、日本人のアメリカでの代理懐胎・出産を後押しするようになった。日本でできないことは外国で行うという、まさに臓器移植と同じことが起こっていたのである。

そのような状況のなか、日本国内で日産婦会の会告を破る医師が出た。長野県の諏訪マタニティークリニックの根津八紘医師である。根津は、1998年6月、提供卵子による体外受精児誕生を公表した（実妹の卵子の提供を受けた姉が夫の精子との受精卵により妊娠・出産）。日産婦会は、8月、即座に根津医師を学会から除名した。しかし、医師免許が剥奪されたわけではないから、除名されたからといって医療行為ができないわけではない。その後、根津は、2001年5月、代理出産により子どもが誕生したことを公表し、2003年3月には、代理出産による2例目の出産を公表している。

国内で代理懐胎・出産が行われているにもかかわらず、日産婦会は2003年4月、会告「代理懐胎に関する見解」を発表している。この見解では、「代理懐胎の実施は認められない」とされた。日産婦会の会告には法的義務はない。医師集団の日産婦会が提供卵子や代理懐胎を禁止する限界がきていたといえる。

また、1998年には、DI児の嫡出性が争われた裁判が2例あった。一つは、東京高裁が「夫の同意があればDI児は夫の子ども」という判断を示した。もう一つは、大阪高裁が明確な同意のないDI児に対する父の嫡出否認を認める判断を下した。この二つの裁判例は、長いAIDの実施がありながら、法的父の決定がいまだ困難であることを示している。このような人工生殖をめぐる混乱が生じた1998年、厚生労働省でようやく人工生殖に対する議論が始まったのである。

実を結ばない厚生労働省・法務省の議論

1998年、厚生労働省は、「生殖補助医療技術に関する専門委員会」を設置し、人工生殖の臨床実施のあり方が検討されることになった。この委員会は、2000年「精子・卵子・胚の提供等による生殖補助医療のあり方についての報告書」を提出した。この報告を受け、厚生労働省と法務省がそれぞれ、法整備に向けての具体的審議に入った[16]。2003年、厚生労働省は「精子・卵子・胚の提供等による生殖補助医療制度の整備に関する報告書」（以降、「厚生審議会報告」と略す）を、法務省は「精子・卵子・胚の提供等による生殖補助医療により出生した子の親子関係に関する民法の特例に関する要綱中間試案」（以降、「法制中間試案」と略す）をそれぞれまとめた。

要点は、「厚生審議報告」「法制中間試案」とも、精子・卵子・胚の提供を認め、代理懐胎を否定していることである。ところが、日産婦会は、同 2003 年に見解の改定を行ったが、卵子・胚、代理懐胎のいずれも否定している。この改定見解冒頭で、「実親子関係は遺伝的なつながりがあるところに存在する」と記されている。さらに「分娩者が母である」ことがルールであると明確に述べられている。同じ年に出された、人工生殖を実施している医師会の見解と、厚生労働省および法務省の見解が提供卵子と提供胚をめぐって分かれたのである。

この差異こそが、生殖観が混乱していることの証であるといえるだろう。日産婦会は生殖から生じる親子の基本を「遺伝的つながり」と「分娩」に置いている。厚生労働省、法務省は提供卵子、提供胚を認めているが、その内容は異なる。厚生労働省は、子を欲しながら不妊症のために子をもつことができない、つまり、精子・卵子・胚の提供を受けなければ子をもつことができない法律上の夫婦にかぎり、その提供を受けることができるとしている。法務省は、精子・卵子・胚の提供を認めた上で、親子関係を民法上で明らかにすることを主目的としている。それは、①卵子・胚提供によって生まれる母子関係、②精子・胚提供によって生まれる子の父子関係、③精子提供者の法的地位、の 3 点である。

この三者の見解からみえてくる生殖観は、法的に婚姻した夫婦にかぎり、生殖技術にアクセルできるということ、また、分娩した人が母となるということが共通認識としてあるといえる。相違点は「遺伝的つながり」をめぐってである。

日産婦会は、親子を「遺伝的つながり」によって決めることを明快に述べている。だが、これは、長く AID を実施してきたことと矛盾しているが、日産婦会が AID に対する明確な判断を避けてきた理由でもある。男性不妊者が子どもを強く望む傾向にあることはよく知られているが、AID を実施してきた医師の共通認識は、男性に子どもをもたせてあげたい、まったくの養子よりは妻との遺伝的つながりがある方がいいだろうというくらいのものであったと思われる。

厚生労働省の見解は、単に不妊の夫婦が子をもてるようにすればよいというものである。法務省の見解③が如実に日本における生殖観を表出している。つまり、精子・卵子・胚の提供を認めながら、精子提供者の法的地位だけに言及していることである。そこには、産む人が母であるから、法的「父」の決定だけが問題だといわんばかりである。

しかし、厚生労働省、法務省が検討し、結論を出した人工生殖の法的整備は、代理懐胎・出産の現実の前に頓挫した。日本人夫婦の受精卵を米国人が代理懐

胎・出産した子どもの親子認定をめぐる裁判が起こり、また国内でも代理懐胎・出産が行われたのである。この時点で厚生労働省、法務省は人工生殖に対する思考を止めた。人工生殖、とりわけ、代理懐胎について、厚生労働大臣、法務大臣連名で、日本学術会議へその問題の検討を丸投げしたのである。

意味のない日本学術会議の結論

厚生労働省、法務省から依頼された日本学術会議は、「生殖補助医療の在り方検討委員会」を設けて検討し、2008年4月、「代理懐胎を中心とする生殖補助医療の課題——社会的合意に向けて——」(以降、「学術会議報告」と略す) という報告書を公表した。

日産婦会、厚生労働省、法務省、いずれも認めなかった代理懐胎が現実に行われてしまい、依頼された日本学術会議も苦慮したことがうかがえる。しかし、出した結論は現実問題の対処にもなっていない上に、生殖の主体を医療者に譲り渡してしまうような内容であった。

「学術会議報告」は、代理懐胎を原則禁止とすることが望ましいとした。だが、そのすぐ後で「先天的に子宮をもたない女性および治療として子宮の摘出を受けた女性に対象を限定した、厳重な管理下での代理懐胎の試行実施 (臨床試験) は考慮されてよい」と、代理懐胎を認めているのである。しかも、それは、試行実施、臨床試験として、である。「子どもを産み出す (命を産み出す)」ことを試験的にしてよいはずがない。また、この報告は、営利目的での代理懐胎は処罰をもって望むとまで明記している。だれが試験的に代理懐胎をするというのか。だれが慈善で代理母に志願するというのだろうか。

日本で代理懐胎を行った根津は、実姉妹、義姉妹の代理出産を中止したという。2003年からは、実母による代理出産だけを行っている (大野：183) と、根津にインタビューした大野和基は記している。その理由は、姉妹間の代理懐胎は、それぞれの家族、とりわけ代理懐胎した方の家族にさまざまなトラブルを生じるという。根津は、代理懐胎を実母だけにかぎったのは、娘のために死んでもいいというほどの覚悟が必要だからだと答えている。海外で代理懐胎によって子どもを得てきた夫婦は、代理懐胎した女性の家族のことを考えたのだろうか。代理懐胎を依頼した日本人夫婦は、子どもを得ると、代理母やその家族との連絡を一切絶つことが多いという。とりわけ夫婦の受精卵によって生まれた子どもは、代理母が産んだことを隠蔽することは容易である。「妊娠・出産

すること」の意味が希薄化しているといわざるをえない。

むすび

　「命をつくる」技術が、われわれの生殖観、親子観に与える影響ははかりしれない。日産婦会が人工生殖に対して出してきた見解は、「父の印」のついた子どもをつくり出すという枠組みの踏襲であった。われわれが自分の先祖を考えるとき無意識に父方のそれであることが多い。日本では、婚姻すると妻はいまだ多くは夫の姓を名乗る。妻は、夫の姓を名乗り、その姓に値する子どもを産む。これが家父長制というものであろう。しかし、長く維持されていた家父長制は、「父」の支配権を踏襲する男子を維持する制度であった。日産婦会は、人工生殖を「父の印」すなわち「父の遺伝子」を引き継ぐ子をもうけるような枠組みで臨床実施してきた。日産婦会はできるかぎり「自然生殖」に近い形で人工生殖を用いたいというが、その臨床の仕方は、「自然生殖」の名を借りた、遺伝子に託された父権の維持であるということもできるだろう。

　厚生労働省と法務省は、提供卵子や提供配偶子を容認したが、生まれた子どもに遺伝的出自を知る権利があることに思い至ることなく、不妊夫婦に子どもを提供することを容認しただけである。日本学術会議も試験的代理懐胎の実施を示唆したが、両省と同様、親の子どもをもちたいという欲望を満たそうという見解である。しかし、遺伝的出自の隠蔽を望むのは親である。生まれた子どもにとってはどうであろう。彼らが自分の存在が虚偽申告されていることを知ったとすれば、それは足下からそのアイデンティティが揺らぐことは想像に難くない。

　才村眞理編著の『生殖補助医療で生まれた子どもの出自を知る権利』のなかに、アメリカのAIDによって生まれた人へのインタビューで、次のような応えがある。「自分たちのルーツについて完全な知識がなくては、私たちは不完全である。……出生について知らされていない場合、アイデンティティの混乱が起こる。私たちの多くは、家族の中にいながら異邦者であったわけである」（才村：272）。

　不妊治療として実施される人工生殖は、親の子どもをもちたいという欲望だけに忠実である。それは、親と遺伝的つながりのない、また産んでくれた親を知らない子どもを生み出すのである。親は伝統的に継承されてきた生殖観によ

って、自然では不可能な子どもを技術によって得ることができれば幸せだろう。しかし、生まれた子どもにとっては、必ずしも幸せなことではないことは、上記の AID で生まれた人のことばからよくわかる。

本章では、日本での人工生殖を規制する議論が専門家集団の生殖観によってなされてきたことを検討してきた。現在のこの規制は、日本ではできない生殖を望む人々にとっては不満であろう。また、AID で生まれた子どもの存在不安は解消されない。

【註】
1）本章ではこの生殖を示すとき「AID」と表記する。
2）本章ではこの表記は「体外受精」とする。
3）1990 年、フランスで初めて顕微授精が成功し、日本では 1992 年に顕微授精によって子どもが誕生している。
4）諏訪マタニティークリニックの院長根津八紘医師は、多胎妊娠の減胎手術を行ったことを公表し、その名を知られるようになった。1988 年、提供卵子による体外受精児を誕生させたことを、また、2003 年には代理出産によって 2 例の子どもが生まれたことを公表した。根津は、日本ではやってはいけないことになっている減胎手術、提供卵子による体外受精、代理懐胎・出産を実施してきた。日産婦会は根津の実施の後、減胎手術を容認する見解を発表している（1996 年）。
5）1799 年、イギリスのジョン・ハンターがロンドンの織物商の男性が尿道下裂のため性交時に妻の膣内に精液が入らないことから、ハンターが男性の精液を採取し、注射器で妻の膣に注入して妊娠に成功したとの記録もある。
6）精子が得られないときには授精する医師が自らの精子を授精に用いたという（コリア：33）。また、また、「第三者の提供」と偽って自分の精子を人工授精し、75 人もの子どもを出産させていた米国の不妊治療専門医が有罪の判決を受けたとの報道があった（朝日新聞夕刊　1992 年 3 月 5 日付）。
7）当時、澤田喜彰は慶応義塾大学医学部に所属、のちに、不妊外来専門の澤田クリニックを開業し、自然妊娠を可能とする不妊治療を行っている。
8）飯塚理八は体外受精を推進した慶應義塾大学教授である。
9）筆者は、2009 年 3 月、大阪の地下鉄御堂筋線の広告に、体外受精が 1 クール 17 万円代で可能という、婦人科クリニックの広告を目にした。体外受精はすでに市場を獲得した技術であることを実感した。
10）筆者が不妊治療を受けている女性の聞き取り調査のなかで、医師との関係を「その先生は患者さんの手をにぎって患者さんに『恋しなきゃだめだろう』とか言っ

てました。……ある程度、先生に恋するという感じにならないと、なんとかホルモンのバランスもよくならないんじゃないかな」と話した。この発話から、不妊治療を行っている医師の「子どもをつくってあげる」（お茶の水女子大学生命倫理研究会：132）という強烈な権力性を感じる。

11）1988 年にできた特別養子縁組制度は、縁組の成立と同時に実の両親との関係が切れ、養親と親子関係を結び、戸籍上は実子となることを認める制度である。この制度と DI 児を実子とすることは本質的に異なるのではないかと筆者は考えている。

12）生殖医学の先駆者である森崇英京都大学名誉教授は徳島大学を経て京都大学へ移ったことから体外受精の研究拠点が両大学となっている。

13）1991 年頃までに、欧米、オーストラリアなどで、顕微授精による出産が 100 例ほど報告されている。京都大学農学部入谷明教授は 1986 年うさぎでの顕微授精に成功し、急速に顕微授精が世界に広まったといわれる。

14）顕微授精の承認は、不妊学会、泌尿器科学会が、「海外の成功が百例近くに達し、奇形の発生率が特に高くないことなどが承認の理由となった」としている（北海道新聞 1992 年 11 月 27 日付）。

15）元東北大学病院：当時スズキ病院院長。

16）詳細は拙稿「生殖補助医療──法整備への動向──」参照。

第6章　バイオテクノロジーを問題化する言説への疑義
──生殖技術をめぐる言説のジェンダー視点の不在──

はじめに

　バイオテクノロジーは、それがますますわれわれの生活と結びつくようになってきている現在、その推進を肯定する言説、批判する言説が多大に生産され、錯綜の様相を呈している。とりわけ、ヒトゲノム解読、ヒトの発生に関する研究と生殖医療の結びつきは、さまざまな言説を生産してきた。バイオテクノロジーを推進するにせよ、批判するにせよ、それぞれの言説はもっともと思わせる論旨展開をしているようにみえる。

　たしかに、そこには立場や信念の相違──医療科学を研究する立場、研究成果を臨床的に享受する立場、倫理的立場、この分野によって経済的利益を受ける立場、宗教的信念からの言説、自然への信奉者の言説などなど──もあるだろう。また、安全性にかかわる議論、そして何より、現実にいまだ実現していない問題群──デザイナーベビーやクローン、遺伝子改造や人間と種を超えた動物との交配などなど──を問う言説もある。これらの言説は、言説を生産する基盤が異なるだけでなく、問題そのものが未知の地平を切り開くことであるがゆえに、その言説が錯綜するのもやむをえないともいえる。

　事態は刻々と進展しつつ新たな問題を生み出し、さらに、それにかかわる言説もまた劣らず生産され続けている。しかしながら、これらの言説にはどこか空疎な感は否めない。また議論としてかみ合わない展開があるように思われる。というのは、バイオテクノロジーにかかわる言説や議論は、それに参戦する個々人の立脚点が不明瞭であり、また、その不明瞭を明示化しないままに言説が生まれ展開されているように思われるからである。そこで、本章においては、バイオテクノロジーについての錯綜している言説を整理するために、とりわけ欠落していると思われる「ジェンダー」視点を投入することで、多少なりともその混迷が解消されることを目指すものである。

1．生殖を支える自明的文脈

生殖技術を含むバイオテクノロジーに関する言説

　生殖技術に関する言説には、代理母、提供精子や卵子など、すでにそれらによって子どもが誕生している技術へのものもあれば、デザイナーベビーやクローンなど、これから実現の可能性のある事態を問題化するものもある。また、出生前診断、遺伝子治療、遺伝子改変（改造）などの問題として言説化されているものも多い。

　問われているこれらの問題群は、基本的に「体外受精 In Vitro Fertilization（IVF）」が開示したイシューである。体外受精は不妊治療における技術として臨床化されたがゆえに、「生殖補助技術（ART）」と呼ばれる。だが、この技術を用いた上記の問題群として問われている核心は「ない」というに等しい。つまり、だれも何も言っていない、というのが現実なのである。

　多くの論者は、生殖技術やバイオテクノロジーがこれまで生きてこられた生殖や親、家族、子どもの基本的概念にかかわるという認識にもとづく言説を展開している。たとえば、J・ロバートソンは、これらの技術に対して次のような二方向の見解があるとみる。一方の意見は、これらの技術が不妊に苦しむ人々や子孫の遺伝的疾患のリスクをもつ人々、子どもをもつ時期をコントロールしたい人々に求められているという理由によって、肯定的に捉えようとする言説である。他方、生殖への技術的介入が不自然であり、子どもや家族、女性、社会への影響を怖れる人々がこれらの技術を非難する見解があるというものである。（Robertson[1996:3]）。

　たしかに、両者の対立見解は今のところ解消される方向にない。だが、これらの問題の立て方とは独立して技術の進展を促進しようとする欲望もある。それは、「生命の限界を知りたい」というものである。生殖技術は避妊や中絶という産ませないための技術としてはあったが、人工授精や体外受精という産ませる技術は不妊の人々にたしかに福音をもたらした。この福音は科学としての「生命の臨界」へのかぎりなき接近なくしては成就しなかっただろう。したがって、この種の科学の先端にいる人々が「人間の生命」とは何かを解明したいという意欲とともに、それが人類の生物学的福音であるとする立場は、バイオテクノロジーや生殖技術の進展に強い肯定の言説を展開することになろう。だが、生命の臨界への接近に不安を抱く科学者（たとえばレオン・カス、フランシス・

フクヤマなど）も多い。その結果として倫理規定を設けようと展開される言説もある。

　さらに、生命を操作する技術が優生思想と接続していくことを危惧する言説がある。つまり、男女の産み分け、遺伝病の因子をもつ胎児の選択的中絶から将来には好ましい能力や性質、容貌などを選択する、逆に好ましくないものを産ませないようにするなどが考えられ、それが当然のことながら優生思想へと接続するという危惧である。しかし、逆に、重篤な遺伝病のリスクを小さくしようとする技術を許諾しようとする技術推進派、いわゆる新優生思想の言説もある。

生殖技術の問題の核心

　では、生殖技術の何が問題なのかをもっとも基本的なことから考えてみよう。生殖の基本には「性行為」がある。体外受精はこの「性行為」を経ずして生殖を可能にする技術である。しかし、問題はそこにある。性行為と生殖は生物学的にはひと続きだが、性行為と生殖はつねにさまざまな文化的布置の上で意味を醸成してきた。つまり、文化的に肯定的に捉えられる性行為もあれば逆もある。悦ばしき性行為であっても生殖を期待される場合もあれば期待されないこともある。両性が合意しない性行為であっても生殖に結びつくこともある。性行為者同士が情愛を媒介する場合もあればそうでない場合もある。

　体外受精が性行為を経ない生殖を可能にする技術であることの意味は、これまで性行為と生殖をつないできたさまざまな文化的意味構造を揺るがすことである。このもっとも一般的で肯定的な性行為と生殖をつなぐ文化的布置は婚姻と家族の制度である。たしかに、婚姻と家族の制度はあまりに長く人類の自明な制度であったので、この意味の揺らぎはわれわれにとって不安な要因になるだろう。さらに、体外受精の技術は「妊娠・出産」行為と性行為を分断するので、生殖に両性はいらないということをあからさまにしたことである。つまり、精子と卵子、受精卵を妊娠出産する女性がパーツとして調達できれば、人間を生み出すことができるということである。シングルでも同性カップルでも親になることができる。また、体外受精は生殖における人間の生物学的時間を超えることも可能である。代理母によって子どもを産んでもらうという選択肢もあるが、たとえば女性は閉経後でも調達した受精卵によって妊娠・出産が可能である。このように、体外受精は「性行為」と「妊娠・出産」を物理的に解体す

る技術であるのだが、これらを女性の身体におけるひとつながりとしての秩序や意味として生きてきたわれわれにとって、この事態をどのように受け容れることができるか未知である。

たしかに、個々の性行為は社会的意味を付与されているとはいえ、新婚初夜の性行為であろうとレイプであろうと、生殖行為としてそれは特化されない。なぜなら、性行為のクライマックスが性交であるととりあえず想定すれば、それはあくまで生物としての行為であり、なんら特別な意味を産出するものではない。だが、性交へ至る性行為、性行為を促す性行動は生物のそれに支配されているわけではない。人間であることの特性があるとするなら、むしろ性行為はきわめて個人的、文化的かつポリティカルな地平にあるということは明らかである。それゆえ、生殖技術の問題は性行動とその依拠するトポスの問題へと還元されるのだということをとりあえず確認しておきたい。

ひるがえってみるに、女性は男性とは異なり、性行為が妊娠とそれに続く出産をその身に引き受けざるをえない生物学的存在である。それゆえ、性行為そのものがどのような意味過程を経るにしろ、妊娠・出産あるいは堕胎はその結果として個々の女性が引き受けることによって社会的着地点を見いだしてきた。だからこそ、性行為から生殖までは、個別化された意味と社会的意味が結節する場としてあっただろうと推測される。つまり、性交は性交でしかないが、それは多大な文化的・政治的意味を含んでいることを認識しておくことが重要なのであると私は思う。「体外受精」とは体外で受精するゆえに、性行為を排除した生殖を可能にする技術である。たしかに性交の多くは生殖を目的としていない。むしろ生殖なき性行動・性行為が文化として成立してきたのだろう。それゆえ、延々と築かれてきた「性行動・生殖」の意味をどう布置するか、今日の生殖技術をめぐる多くの葛藤はそこにある。

3．生殖における言説

性行為を排除した生殖

体外受精が性行為を経ないことへのあからさまな非難の言説は今ではほとんどない。1977年、ステプトーとエドワーズが体外受精に成功し、1978年ルイーズ・ブラウンが誕生してから今日まで、その出生数は例外としては語れない数字になっている。ピエール・バルディは2001年出版の『破砕された自己（The

Shattered Self)』で、体外受精児は30万人を超えていると書いている（Baldi [2001：42]）。日本でも、不妊治療の主流は体外受精へと移行している。

　今日、日々の不妊治療の現場で通常に行われるようになった体外受精だが、それが「試験管ベビー」と非難された時代はたかだか30年ほど前のことである。諏訪マタニティークリニックの根津医師が代理出産を試みた非難のなかでも、体外受精そのものへの批判の言説はみられない。体外受精は不妊治療として市民権を得た証であるといえるだろう。

　なぜ、体外受精は日本社会で受け容れられてきたのか。第5章で検討したように、それは、体外受精が婚姻関係にある夫婦間のみに実施されてきたからではなかろうか。また、体外受精児を産ませる競争をしてきた医学会の自主規制の結果でもある。1983年に東北大学病院で日本初の体外受精児は誕生したが、同大は前年の82年、日本産科婦人科学会（以降、「日産婦会」と略す）や日本受精着床学会での議論を踏まえ「体外受精・胚（はい）移植に関する倫理基準」をすでにつくっていたのである。日本初の体外受精児の誕生を機に、日産婦会は体外受精の実施を戸籍婚した夫婦にかぎるという規制を設けた。この医療集団の自己規制こそが体外受精を「不妊治療」として認知させてきたと同時に多くの日本の女性たちに過剰な体外受精を強いてきた原因ではないかと私は考えている。

　未婚・既婚、男女を問わず、性的欲望とともに性行動はある。しかし、性行動の結果をその身に引き受けなければならないのは女性である。未婚女性の妊娠・出産に対して日本社会は寛容ではない。逆に結婚している女性には過剰に子産みが期待される。つまり、婚姻しているからといって、夫婦の性行動がすべて生殖を目的としているとは思えない。いつどのように子どもをもつか、あるいはもたないかを計画し、性行動にはむしろ避妊が伴っていると考えられる。ところが、婚姻には生殖が期待されており、とりわけ妻には「子産み・子育て」が義務のように課されている。なかなか妊娠しない妻にとって、婚姻した女性にかぎって受けることができるという体外受精は、特権的な治療と映ることだろう。しかし、この体外受精の規制こそが婚姻した女性に対する「子産みプレッシャー」となることは否定できない。性交から切り離され、医療機関に生殖が委ねられればられるほど、生殖はいっそう女性の問題へと還元されることになろう。

「産む」ことの意味のゆくえ

では、「産む」という行為はどこへ向かうことになるのだろう。産むことは、受胎から妊娠出産に至るまでの過程として認識されねばならないが、その重要な意味はあまり明らかではない。残念ながらというべきか寡聞にして知らないのか、私は妊娠している状況の意味を分析した書き物に遭遇していない。この種の論文といわれるものは、妊娠過程の重要性を強調しても、それは医学的意味や胎教といった胎児に対する影響ばかりがクローズアップされている。たまに問題があるとすれば、「マタニティブルー」など、精神病理的解釈に還元されているように思う。

妊娠出産は母胎の生死をかけたライフイベントである。たしかに、出産は病気ではないが、日本では110万人ほどの子どもの出生に対し、70〜80人の産婦が出産に際し死亡しているというデータもある。とはいえ、多くの女性にとって子産みは身体問題である以上に、きわめて文化的意味をもっている。子産みが病気とはおよそ思われていないとはいえ、なぜ、女性は命を賭して子産みをするのだろうか。個々の子産みが壮大なる人類の、いや日本人のリネージを担うという目的をもっているとは思えない。しいて言えば、有限なる自己の生きた証、あるいは自己の（配偶者との）命のリレーという意味を考えることはあるかもしれない。しかし、このような生物学的着想が女性の子産みを促すとは想像できない。

産むということは、きわめて自然な成り行きの上に受け容れられてきた。つまり、子産みとは「そういうもの」という認識のもとに、個々の状況に応じた意味が付与されてきたにすぎないといえるのではないかということである。子産みは個人の意味として分節化されるのではなく、身体を経由したいわば受動から能動へと転換されるような契機、あるいは、ひとりの身体から自らの身体の分節化（自己の身体と子の身体）以外の何ものでもない。妊娠・出産の経緯は、身体においては生物としての当たり前の変化である。だが、この妊娠・出産の、それを担う女性の内発的な文化的意味はあまり言説には載らない。

それゆえ、不妊治療に携わる多くの男性医師の語る「不妊の苦しみ」は空疎なのである。不妊女性の苦しみを救うためという理由で正当化される生殖テクノロジーだが、本音はおそらく「女は子を産めば幸せ」という思い込みが広く共有されているのではないだろうか。たしかに子産みが幸せであるという文脈はある。だが、今日、それは無条件に肯定される文脈ではないことはだれでも

知っている。子産みは、女性にとって無条件に「幸福」であるという地平にない。体外受精という技術の射程が不妊治療だけにないことを女性が自覚しつつある今日、これまでの生殖の文脈で臨床応用されてきた限界が露呈する日は近いうちにやってくるだろう。

4. 生殖技術へのジェンダー視点の不在

　さて、このような立脚点が不明瞭なバイオテクノロジーについての言説は、今後も混迷を極めることになるだろうことは想像に難くない。私はこの混迷の一端が「身体」から発せられる意味の相違にあると思っている。それは雌雄の性衝動の文化的着地点の乖離にあるのではないかということである。つまり、言説がどれほどソフィストケートされようと、性の問題に関するかぎり、語る本人の性的立脚点が露呈してしまうということは避けられない。だからこそ、中立を装うような議論に空疎感が漂うのだろう。以下ではその空疎な議論のその空疎さを指摘しよう。

　金森修と松原洋子の「生命にとっての技術とは何か」という題の対談（2003年、初出『現代思想 Vol.31.No13』）がある。私が問題化するバイオテクノロジーをめぐるジェンダー的にかみ合わない議論の好例と思われるのでここで取りあげてみよう。なお、ここでは対談の詳細は省き、対談者のジェンダー的差異だけを取りあげる。

公共性を担う人々とはだれのこと？

　この対談における両者の見解の大きな相違は、バイオテクノロジーの公共性をめぐる議論にみられる。「生殖医療では、医学的リスク以外の理由によっても、患者の技術へのアクセスを制限することが公共性にかなうとみなされているわけです。特定の人々がなぜ技術の利用から排除され、技術への公平なアクセシビリティという原則が、当の公共性によってなぜ外されうるのかという問題は自明のものではありません」（金森[2005:134-5]）という松原の表明に対して、金森は次のように言う。「確かにそれは重要で、しかも繊細な眼差しを必要とする問題ですね。ただ、私としては、もう少しマクロな視点で議論を続けたいのです。いいですか？……公共性という人間間の社会的微調整ではなく、当然、人間の社会的行為と密接なリンクをもちながらも、人間からは離脱して

いる側面を抱え込む技術一般についての話を議論に戻す、ということです。……技術の強さが何によってはかられるかというと、それは公共的なベネフィット以外にないでしょうね。〈一般的な福祉〉という、顔の見えないような概念が、にもかかわらず技術を支える根拠になっているんです」（金森［2005：135］）。

松原の表明に対する金森の言説はあきらかに「公共性」という概念をめぐって自家撞着を起こしている。「公平なアクセシビリティという原則が当の公共性によって外される」という松原の指摘に、金森は、それは「社会的微調節の問題」だと言いつつ、技術の強さが「公共的ベネフィット」「一般的福祉」によって測られるというのは明らかに矛盾である。想定されるのは、技術がだれに適応されるのかという、その「だれ」へのまなざしが両者では異なっているということがいえる。松原が「技術から排除される特定の人々」というとき、それがシングル、ホモセクシュアルなどを指していると金森は解釈しているように思う。つまり、彼らが生殖における「一般的な福祉」の対象にはないと考えているからだろう。だが、生殖技術から排除されている多くの人々は、不妊治療にかけるお金がない、暇がない人々（女性たち）、また、子どもをもちたいが不妊治療の対象にないカップルや未婚の女性たちではなかろうか。これは「人間間の社会的微調整」と退けられる問題ではないのではなかろうか。

ここにみるかみ合わなさは、産む側と産まない側、すなわち生殖をめぐる認識のジェンダー的差異であるといえる。つまり、生殖が置かれている今日の社会制度へのまなざしの差異である。

技術の安全性をめぐって

次に、技術の安全性をめぐって、この両者の対談の食い違いをみることにする。松原は、技術はそれが「落とされる現場についての判断がポイントになる」（金森［2005：144］）という。つまり、「生命科学技術が実際どのように展開していくのかというときには、確かに安全性というところでブレーキがかかり、技術はふるいにかけられる」（金森［2005：145］）が、その安全性とはまさに社会的公正や倫理性などによって広く解釈されるということである。金森はこの松原の発言に対し少し苛立ちながら、「ミクロに言うならその通りでしょう。……マクロに見れば、社会的な公正の問題も、実のところは飛んでいってしまうんですよ。……マクロに見て唯一の論点は、安全性。リスクとベネフィットの比量問題だけだ、と思います」。松原、「その安全性は何によって評価されるんで

すか?」。金森、「結果ですね」。松原「結果は誰によって評価されるんでしょうか? たとえば、これがベネフィットで、これがリスクだという、その評価の基準は、テクノロジカルな次元だけでは評価されないですよ」。金森「テクノロジカルな次元だけでは評価されない。だけど、技術というのは明確な目標設定の対象になり、目標とその達成のための実践という行動系のなかにしっくりと位置づけられますよね。……」(金森[2005：144-6])。

　このやりとりをみるだけでも、両者の技術の「安全性」への視点が異なっていることは明らかである。金森は、技術の安全性はベネフィットとリスクの比量問題に還元できると言い切るが、松原はだれにとってのベネフィットであり、リスクであるのかを問題にしているのである。したがって、松原は、技術論的なリスク評価では見合わないことを患者が望むなら、という理由で選択される医療技術があるという。この指摘こそ女性の視点であるといえるだろう。つまり、望むと望まざるを問わず、また安全性を差し置いても女性が選択せざるをえなかった生殖技術があるのである。それは当然のことだが人工妊娠中絶である。中絶の技術を受けるにあたって、女性はベネフィットとリスクを考量するかもしれない。だが、それだけで中絶をしたりはしない。そんな考量の前に否応なく選択していることの方が多いだろう。逆に産める条件になくても産むことを選択する場合もある。第三者からみれば、リスクの選択とすらみえることでも選択することが考えられるのである。

　金森の論は、まさに技術論としてマクロな視点からみれば、たしかに大筋のところでは異論はない。だが、どこか松原のそれと違うという感じがするのは、まさに生殖技術が落とされる身体への感受性の差異があるからだろう。

5．結びにかえて──生殖技術の落とされる場──

　技術が落とされる場はもちろん医療の現場である。そこは医療行為者側とその享受者側のジェンダー的差異による葛藤の場でもある。生殖テクノロジーの落とされる場においては、圧倒的に女性の身体がその対象になっている。技術の公共的リスクとベネフィットは、この場においては女性のリスクとベネフィットと言い換えてもいいくらいだと私は思っている。

　1960年頃を境にして、自宅出産から施設分娩へと転換されていった事実は、出産介助が産婆(助産師)から産科医へと転換していったことと並行している。

その結果として、産婦は病人のように管につながれた出産を余儀なくされるようになった（血管確保のため、生理的食塩水などの点滴が産褥時に当然とされている）。また、会陰保護の技術をもった産婆の排除によって会陰切開が当然のように行われるようになった。逆子は有無を言わせず帝王切開となる。産婆がその技術で逆子を正常分娩に導く技術はすでにない。女性が産むことへの喜びを見いだせる出産状況はもはや期待すべくもない状況である。

　しかし、子どもを産みたい女性はこの医療的状況に頼るほかないのである。体外受精で、出産で、身体を不用意に弄繰り回されるのが今日の子産みであるということができるだろう。そこまでして産みたい女性とそこまでして産みたくない女性、できたら他の人に産んでもらいたい女性、生殖技術を前にして女性は分断される。また、体外受精は、他人の子どもを産んであげたい、産んで報酬を得たいという女性や子宮のない女性、閉経した女性など、およそこれまでの生殖においてはありえなかった生殖の可能性を開示していることを明記しておきたい。これは、生殖技術のもつリスクとベネフィットの問題だけに還元されないのである。どこにその技術が落とされるのか、これこそが問題なのである。明らかにいうことができるのは、この新しい技術が落とされるところは、まず女性の身体であるということなのである。

第7章　生殖身体のドネーションについての検討

「精子提供によって生まれた人たちの声」
　親にだまされていた／自分は何者なのか／親の嘘の上に成り立っていた人生／自分の半分はどこからきたのだろう／子どもの人生は子どものもの／人工的につくられた"わたし"／"秘密"を前提とした医療はおかしい／不妊治療は誰のため／提供者に会いたい／誕生日が近づくと苦しい
（非配偶者間人工授精で生まれた人の自助グループ・長沖暁子編 2014)[1]より

はじめに

　子どもはひとりの女性の身体を経由──排卵→(性交・精子)→受精→着床→妊娠→分娩──して生まれてくる。それが自然の生殖の営みである。荻野美穂によれば、生殖という現象全般にとって体外受精技術がもった意味と画期性は、おおよそ次の3点に要約されるという。①生殖プロセスのパーツ化と外部化、②生殖の脱セックス化と商品化、③生殖細胞への人為的介入の可能性（荻野 2014；206-8）である。ここに示された生殖における分節化は、人間の身体組織（人体）が否応なく物質であることを明るみに出す。体外受精児が誕生した当初は「試験管ベビー」と呼ばれたが、文字どおり実験室のなかで人の手により卵子と精子の受精が行われる様が伝わるような命名である。今ではエンブリオロジストと呼ばれる技術者が顕微鏡下で卵子に精子を送り込み受精卵をつくっている。また、体外受精が開示する受精のリアリティは、閉じていたはずの身体組織が資源として、妊娠出産過程が商品として流通することを可視化する。「いまや身体は、限界も境界もないと定義されるがゆえに、仮想的なものになって」（セール 2006；46）いる。これを「身体の不安」と呼んでおこう。
　ところで、日本産科婦人科学会（以降、「日産婦会」と略す）の倫理委員会報告（2018）によれば、統計を取り始めた1985年から2016年までの間に、日本で「体外受精・胚移植[2]」によって生まれた子どもの累積数は、536,737人を数える。2016年だけを見ても、体外受精によって生まれた子ども数は54,110であ

り、17人の出生児に対して1人の割合[3]である。体外受精に依拠して生まれてくる子どもが珍しいということもなくなった。また、日本では基本的に行うことができない提供卵子や代理出産による不妊治療ビジネスが国境を越えて展開されおり、かなりの日本人カップルがその消費者となっている。しかし、冒頭にあげた提供精子による人工授精で生まれた人のことばを見てみれば、そこには彼らが自らの身体を肯定できずに、その不安を抱えていることが読みとれる。

　本章では、日本では法的には認められていないが実質的にボランタリーとして行われている「提供卵子」「代理出産」による生殖について、人体や身体の贈与という観念によっては包摂しきれない「身体の不安」という視点から検討する。

1．人工生殖が開示する「不安」

　今日、グローバルに展開されている不妊治療ビジネスはさまざまな問題を引き起こしている。たとえば、2014年の夏、話題となったタイで起こった二つの代理出産をめぐる問題がある。一つは、オーストラリア人夫婦がタイ人女性に代理出産を依頼して得た双子の片方を、障害を理由に引き取らなかったことを非難するものである。その子は代理出産者が自分の子どもとして育てているという。もう一つは、日本人男性が自分の精子と提供卵子（おそらく不特定多数の女性から購入した卵子であろう）によってつくられた受精卵を多くのタイ人女性に移植し出産させているというものである。この日本人男性は資産家であり、自らと遺伝的につながったすべての子どもに養育者（女性）をつけて育てているという。

　この二つの出来事がなぜニュースとなったのか。前者はグローバルに展開されている代理出産市場で商品（子ども）の引き取り拒否という事態が発生し、商品はモノではなく子どもであるので、突如親の道徳的問題へと接続され非難の対象となったといえる。後者は父親との血縁だけが明らかな母親不在の多数の子どもをもちたいという欲望そのものが、代理出産を辛うじて正当化してきた社会通念のそれから逸脱しており、理解しがたく、ニュースとなったのではなかろうか。

　デボラ・スパーは、今日の高度生殖医療が「他の産業と同様に、商売としての展望と潜在的な欠点を持つ一つの産業」（スパー 2006：17）であるという。たしかに、上記のニュースは、生殖医療が儲かる産業であると同時に重大な欠

点をもっていることを示唆する。つまり、グローバルに展開されている不妊治療産業は子どもが欲しい購買者に向けて卵子や精子、妊娠・出産プロセスを商品として流通させている。そこでは市場原理が働いているのである。しかし、子どもが生まれてみれば、購買者は親であり子どもは商品ではなく、親子という社会規範に拘束されていることが自覚される。また、高度生殖医療はそれを支える生命科学や医学研究があって初めて成り立つのであり、そこには膨大な研究費もかかるが、研究資料である人体組織、とりわけ卵子という資料は不可欠である。このように、商品あるいは研究資料として流通する人体組織や身体の生理過程は、モノとして市場の原理に従い流通しているのだが、このモノとは異なる次元の規範ないし物語をも背負っている。つまり、生殖は人体という物質を経由しながらも「性・親子」という社会文化的水準の規範にも支配されているのである。この両者のディレンマこそが生殖産業の潜在的欠点であるといえる。

　現在、日本には卵子提供や代理出産を禁じる法律はないが、提供卵子や代理出産による生殖は実質的に困難である。したがって、外国に出かけて卵子提供や代理出産による生殖を行ってくる人々がかなりいる。また、国内では、姉妹や義姉妹などによる卵子提供や不妊の娘に代わりその母による代理出産が長野県の一医師によって行われているにすぎない。今では、後述するように慈善の卵子提供による生殖も行われるようになったが、法整備やドネーションのシステムが構築されていない日本において、急激に提供卵子や代理出産による生殖が増加するとは考えられない。たしかに、女性の人体（卵子）や身体（妊娠出産）のドネーションが、子どもをもちたいという原初的な生殖への欲望や日本的親子観（浅井 1996；255-284）によって心情的な賛同を得ているとみなし、提供卵子や代理出産を法的に認めようとする政治的動きもあるが、どのような抵抗があるかは未知数である。

　しかし、生殖における卵子のドネーションは話題に上りやすいが、卵子は生命科学や医学、再生医療の研究資源でもある。生殖のために提供される以上に多くの卵子が医療現場から調達されている[4]が、提供卵子や代理出産による生殖医療に多くの視線が奪われ、実験室のなかで操作されている卵子や人間になるかもしれない胚への関心は薄い。しかし、どちらも「人の尊厳」という観点からみれば、卵子や胚を扱うのであるからその倫理的規制が要請される。それゆえ、生命科学・医学と生殖医療の倫理的枠組みは包括的でなければならな

い[5]。提供卵子や代理懐胎出産、現代の生命科学や生殖医療の背後には、否応なく物質としての人体や身体という相がある。人体も身体も「わたし」ということばによって境界づけられているわけでないのである。わたしとあなたの心臓や肝臓、卵巣や子宮は置換可能であることを臓器移植が示した。この置換可能性を身体にみるとき、私たちはそこに不安を抱かずにはいられない。それゆえに、人体（卵子）や身体（妊娠出産）のドネーションと同様に実験室で操作される卵子や胚の操作にも敏感でなくてはならない。とりわけ、「広範囲に生命操作研究を認める法律をもつのは、日本だけである」（橳島 2001；10）と指摘されるように、生命を操作するという次元の倫理的規制が脆弱だからである。

2．人体組織の取り扱いをめぐる二重規範

ところで、不妊の苦しみの除去を理由に展開されてきた生殖補助技術（ART）[6]の中心的技術である体外受精の開発には多量の卵子が供されたはずだが、どのように提供されたか定かではない。体外受精が盛んに行われるようになったからこそ、未受精卵や胚が実験に供され、ES細胞やiPS細胞などの再生医療の研究が可能になっている。しかし、研究用の卵子の調達にはつねに疑惑がついて回る[7]。日本では、生殖補助技術の臨床応用は法的拘束はないものの体外受精を法的夫婦にかぎって実施するというきわめて厳しい運用がなされているが、再生医学研究においては卵子や受精卵を用いたクローン作製は驚くほど緩い規制で行われている（橳島 2001）。これは、日本における生命科学・医学とその臨床応用にかかわる倫理的枠組みや規制が二重の縦割り行政によってなされているからである。生殖にかかわる人体（精巣・精子、卵巣・卵子など）の研究は文部科学省が規制しており、2001年、クローン規制法（ヒトに関するクローン技術などの規制に関する法律）が施行された。他方、高度生殖医療による不妊治療については、厚生労働省の専門部会が第三者の精子や卵子、受精卵を用いた生殖を容認する法律を制定するよう提言したが、日産婦会の見解があるだけで、法制化には至っていない。

このような二重規範のなかで行われてきた体外受精を推進してきた力こそ、「親になりたい人々」の「切なる願い」というディスクールであるが、不妊を「病気」として医学的治療の対象とするために二つの論理が用いられたと柘植あづみは推測している。一つは、産婦人科「医療内部での不妊治療の位置を引き

上げようとする事情」、もう一つは「『生命を人為的に操作』する医療技術への抵抗感や反対意見を退けるために、不妊症は「病気」であり、患者にとってはその状態が苦痛であり、そのために体外受精などの治療が必要であるという論理」であるという（柘植 2012；116-9）。産婦人科医療は癌などの疾病を扱う婦人科医療と出産や中絶を扱う産科医療に大別される。産科医療はつねに優生保護法や人口統制と深くかかわり、とりわけ中絶が問題化されることはあったが、不妊が医療の対象となることはなかった。不妊治療がにわかに注目されるようになった背景には高度経済成長期を経たのちの少子化傾向にあるが、20世紀中期の「生物学」が「生命科学」へと変貌を遂げたことと無関係ではない（米本 2006）。生命科学は体外受精、臓器移植や遺伝子診断など技術を伴いながら医療現場に進出してきたのである。

　したがって、柘植の指摘するように、この論理は「不妊の苦しみ」の原因を「身体的不妊」に還元し、それを除去するために体外受精などの不妊治療が必要であり、だから高度生殖医療が正当化されるという文脈につながっていく。そして、一旦不妊治療という場に上れば、女性の身体は「自然な身体」あるいは「正常な身体」から逸脱していることを明らかにする装置——基礎体温や月経周期、レントゲンや超音波断層撮影装置等々——によって測定され（同上書；119）、自己の身体が「異常」であることが実感させられる。「異常」であることを示す数値や画像によって示された身体認識こそが「不妊治療」を強く求める動因であることは否定できない。

　かつて、柘植と筆者がインタビューした不妊治療を行っている女性が、不妊検査から体外受精による治療へと進む過程はあたかも「ベルトコンベアーに乗っているようだった」と表現した[8]。不妊治療の内実はまさに自己をその身体から疎外し、人体と化さねばならないところで成り立っているのである。子どもが欲しいと思わなければ、不妊は治療を要する病気とはならないが、いったん治療という過程に入れば、自己の身体は医学的に測定された人体と化す。子どもを得なければ、不妊という病は治癒されない。不妊治療とは子どもというゴールを目指して、ひたすら自己からその身体性を疎外していく過程であるということもできるだろう。

3．卵子や妊娠出産の商業的流通を支えるもの

　マハスウェータ・デヴィ作「乳を与える女[9]」は、インドのベンガル地方の乳母を生業とする主人公（ジャショーダ）が主人の家の子ども30人に乳を与えるために自分の子どもを20人産み、最後は乳がんにかかって死んでしまうという寓話である。ジャショーダが自分の子どものために生産する母乳は「必要労働」だが、主家の子どものために生産する母乳は「余剰労働」であるとスピヴァックが言う（スピヴァック 1987＝2000：340）とき、懐胎と授乳はその経済性として観念される。つまり、母親の分割によって「女性は単に支配するだけでなく、搾取することもできるようになる」（同上書：347）ということである。商業的代理出産や卵子提供を認可しているインドでは、今や「代理出産を「九か月の労働」とみなし、先進国の女性のリプロダクションを途上国の女性が代替する、乳母やベビーシッター、家政婦のような「ケア労働」のひとつとして」位置づけられている、とみる文化人類学者もいる（松尾 2013：37）。

　たしかに、他者の卵子や妊娠・出産によって子どもが得られるとなれば、それを買いたい人は当然出てくるだろう。需要があればまた、供給があるのが資本主義の原理でもある。そこで、ビジネスとしての卵子提供や代理出産の市場が形成されることになる。経済的に豊かな北側世界はおおむね少子化状況にあり、不妊カップルの子どもへの欲望が切実なものであればあるほど、卵子や代理出産市場を拡大させ続ける。そして、この市場で取り引きされる商品（卵子や代理出産）を提供するのは、南の貧しい階級の女性たちである[10]。

　今日、臓器売買は強く否定されているのに比べて、不妊のカップルが外国で提供卵子や代理出産によって子どもを得てくることはそれほど強く非難されないように思える。歴史的にみても、母親以外の女性が子産みや子育て（授乳や赤ん坊の世話など）を行ってきたことは、時代と場所を超えて多数存在してきた[11]からであろうか。彼女たち（妾やシバジ、乳母や保育者）が表舞台に登場することも称賛されることもなかった。生まれ、授乳した子どもたちは、スピヴァックのことばを借りれば、「女性の肉体の生産物」であり、生産者は生産物を所有することもなかった。しかし、かつてジャショーダのような母乳の生産者はその品質を保つために、「選別、検査、監視され、まるで牛のような扱いを受けてきた」（コリア 1993：284）。乳母に採用された「女性たちは病院に移され、……清潔にするように厳しく監督された。毎日入浴し、つねに清潔な服装

でいることを要求された」（同上書；285）のである。ジーナ・コリアは、このような職業乳母が拡大し「倫理的、社会的合意が得られれば、……代理出産まで含まれるようになるかもしれない」という、発生学者グロブスタインのことばを引いている（同上書；284）。

　1990年代にこのように予測された労働としての代理出産が、今日のインドでは実際に行われている。松尾瑞穂によれば、代理母は依頼者の受精卵を移植されて妊娠が確認されると、出産するまでの八か月間を「代理母の家」で過ごさなければならない。家族から隔離され、夫との性交渉を回避させられ、食事や身体状況が管理されているという（松尾 2013；34-5）。インドの代理出産事情は、外国人と海外居住のインド人、国内のインド人がそれぞれ三分の一ずつを占めており、国内における代理出産の需要も高いという[12]。松尾によれば、それはインドには「スティグマとしての不妊」があり、「夫と子どものいる女性が吉祥な女性として崇拝の対象となるのに対し、……子どものいない女性は、不吉な存在として忌避や憐憫の対象」（同上書；22）になるからだという。また、西欧や日本にもかつてあった「子宮という畑に男性が種を撒く」という生殖の比喩がインドの民俗生殖観にはあり、今なお「不妊の女性の子宮は、冷たく不毛な土地だとされる」社会的観念が生きているようだ（同上書；24）。それゆえ、代理出産によって生まれた子どもは依頼者の「実子」にできるため、経済力をもった不妊の女性たちは、貧困層の女性に代理出産を依頼するということになる。依頼者の三分の一が外国人だということだが、日本人向けに代理出産を斡旋する業者のホームページでは、インドで代理出産を依頼することは「途上国の女性の支援につながる行為」だと宣伝されている（同上書 32）。

　他方、日本人も出向いているアメリカのいくつかの州でも、国境を越えてグローバルに代理出産が展開されている。柳原良江は、日本におけるメディアのなかの代理懐胎者像が「経済的目的」というよりは「理性的な主体であると同時に、金銭的な欲望を含め、人間が一般的に抱くとされる欲望をもたず、それゆえ神聖な存在として」（柳原 2010；157）[13]、また、自己犠牲を旨とする母性の体現者、あるいは女神のような神聖な存在として構築されていると指摘している（柳原 2010；159）。このようなイメージを構築し流布したのは、アメリカで代理出産を利用して子どもを得た日本人女性タレント夫婦が、帰国後子の認知をめぐる訴訟を起こしそれが広く報道されたこと、また、先にも指摘した長野県の一医師が不妊の娘に代わり母親が代理出産したことが報じられたことに

もよるだろう。しかし、インドや先のニュースとなったタイでの代理出産事情をみれば、代理母のイメージは「神聖な存在」というよりは、コリアが指摘するように、自己の身体を生産マシンとするジャショーダのそれに近いといわざるをえない。アメリカにおいて代理出産を志願する女性たちには、過去の悲嘆（中絶や養子を諦めた経験）を和らげたいという背景があり、「慈善」という装いによって代理母を志願するのではないかというフェミニストの分析もある（Tong 1997；202）。

いずれにせよ、インドの代理母もアメリカの代理母も出産した子どもの所有権を主張することはない[14]。それは、体外受精技術が性交なしの生殖を可能にしたからであり[15]、また、代理母が子どもへの愛着をもとうがもつまいが、市場原理が支配する現在、代理母に対価を支払った依頼者が生産された子どもの所有者であることは否定できないからである。

4．人体（卵子）「贈与 donation」の互酬性

日本人の不妊カップルは国内ではできない卵子提供や代理出産を求めて外国に出かけることは知られているが、外国で日本女性と日本人カップルとの間で卵子の売買が行われていることを、ネットの仲介業者の卵子募集の広告からうかがい知ることができる[16]。他方、日本国内では、2013 年 1 月、OD-NET（Oocyte Donation NETwork）という「卵子バンク」が誕生し、慈善の卵子提供を呼びかけたところ、100 人以上の申し込みがあり、すでに卵子提供がなされているという[17]。この組織は、ターナー症候群の子どもをもつ親が始めたNPO 法人組織であり、そのホームページによれば、卵子の提供者は募っているものの、卵子の提供を受けたい人（レシピエント）は募集していないようだ。この卵子バンクの登場により、日本でもボランタリーとしての卵子提供は本格化するだろうか。

日本における人体のドネーションを考察した香西豊子は、「献体された『いのちの贈り物』は、将来的に医学の恩恵として『社会』に還元され……自らの元へ還流してくるかもしれない。『ドナー』と『レシピエント』は、〈意志〉という機縁のもとでは、重なり合っている」（香西 2007；206）と指摘する。つまり、このドナーとレシピエントの互酬性が医学の進展という未来に捧げられる奉仕であるのは、やがて自分や未来のだれかに還ってくるという発想である。

卵子の売買に忌避感をもつ日本社会において、たとえばOD-NETのような卵子バンクが機能し、その「ネットワークが現象するのに並行して、ひとは『レシピエント』にも『ドナー』にもなりうる二重写しの身体を生きることにな」（同上書；206）ることが予測される。つまり、ドネーションは個々の卵子ドナーの、たとえば、「不妊という不幸を救済したい」という意志がやがていつか提供を受けるかもしれない、あるいは「不妊治療に苦しんできたからこそ、次は提供を」という要請を呼び起こす。その結果「卵子」という人体の物象性が捨象される。これこそがドネーション効果とでも呼べるかもしれない。

先ごろ心臓移植待ちしていた6歳未満の女児が脳梗塞を発症して脳死となり、一転、両親の申し出によりレシピエントからドナーに転じたというニュースが配信された。以下は、その記事の抜粋である。

「娘の分身、頑張れ」女児の両親、臓器提供の拡大訴え
　女児は重い心臓病で移植を待つ身だったが、治療が及ばず脳死になって臓器提供する側に転じた。（女児の両親は）移植医療への理解が広がることで、臓器提供という選択肢をできる限り多くの方ももってほしい」と訴えた。……<u>脳死状態の娘の体は温かかった。心臓も動いていた。脳と心臓以外の臓器は「いい状態」だと聞いた。心臓移植を待ち望んだ娘の臓器が、移植を待つ他の患者のためになる</u>ことを考え、脳死での臓器移植の意志を担当医に伝えた。（下線は筆者）（「朝日新聞デジタル2015年1月21日付」）

この6歳未満の女児にドナーとなる意志があったかどうかはここでは問題ではない。両親が心臓移植待ちしていた娘の脳死から一転してドナーへの転換をいかに決意したかである。上記の記事をパラフレーズしてみよう。脳死状態の娘の体は温かかったのであり、心臓は動いていたのである。つまり、娘はあたかも眠っているかのような状態である。両親にとって娘の死の実感はまだなかっただろうと推測される。しかし、そのとき、脳と心臓以外の<u>臓器が</u>「<u>いい状態</u>」だと、医者から<u>聞かされた</u>のである。この医師のささやきは、横たわる娘を「状態のよい臓器」と両親に自覚させ、レシピエントからドナーへの転換を促していると読むことができる。

OD-NETの呼びかけに応えた女性たちもまた、レシピエントからドナーに転

じている。この団体の代表者は、卵子提供の問い合わせをした人についてメディアに次のように語っている。「もともと不妊治療を受けていた女性からの連絡が多かったですね。ご主人が精子に問題があって不妊治療を受けていた方も数人いらっしゃいます。『自分が大変だった分、今苦しんでいる人の役に立てたら』という善意が動機のようです。その崇高な気持ちは大切にしたいと思います」(Business Journal/2013.3.13)。ここでもドナーは広い意味でのレシピエント（不妊治療経験者）であることがわかる。

　しかし、ボランタリーの卵子提供において、ドナーとレシピエントは互酬的であるだろうか。OD-NET で募集している卵子ドナーの条件は、「35 歳未満ですでに子どものいる成人女性であること」となっている。また、現在募集していないようだが、レシピエントは「医師によって、卵子がないと診断された女性」かつ「登録申請時 40 歳未満であること」「夫婦であること」などが条件となっている。このドナーとレシピエントの条件は一見医学上の問題にみえるが、実際には、治療費用のすべてを負うレシピエントのための条件とみることもできる。ドナーの年齢制限は、「良質の卵子」を得るためであり、ドナーにすでに子どもがいるという条件は、仮に卵子提供の結果、子どもを産めなくなったとしてもすでに子どもがいるので、あたかもドナーのリスクが軽減されるようにみえることである。しかし、前者も後者もともに医療費を払うレシピエントの最大の利益（良質の卵子）と倫理的負債の軽減のための措置であるとみることも可能である。

　同じジャーナルのインタビューのなかで、OD-NET と提携している医療機関 JISART の医師は、「医療で『絶対してはいけないこと』は、基本的にはないと思います。同じ条件で平等という概念は、日本では好まれますが、貧しい人の医療費は誰がバックアップしているのでしょうか。お金を提供した人が受ける医療を禁止することはできないと思います」(Business Journal/2013.3.10) と述べている。つまるところ、人体のドネーションを「正義」あるいは「倫理」のことばで語ることは難しいということになるのだろうか。

5．「人工的に生まれる」ことの不安

　提供配偶子や代理出産を可能にした高度生殖医療技術だが、その推進を促してきた理由として「不妊女性の苦しみ」がいわれてきた。提供精子による人工

授精(非配偶者間人工授精 AID)が初めて行われたのは1948年であるが、生まれた子どもに対する何のフォローの仕組みをもたないまま実施され続けている。現在でも年間100人前後の子どもがこの技術によって生まれている。AIDは男性の精子に問題があって妊娠できないカップルに用いられる技術である[18]が、他の不妊治療同様、女性の身体が治療の対象とされる。AIDにより生まれた子どもは、提供精子による人工授精で生まれたことすら秘密にされているのであるから、当然精子提供者を知る術はない。しかし、成人してから何かの折にその事実を知らされた当事者の困惑は想像に余りある。本章冒頭に記した提供精子で生まれた人たちの声がそれを物語っている。

2014年に出版された非配偶者間人工授精で生まれた人の自助グループ・長沖暁子編『AIDで生まれるということ』は、提供精子による人工授精によって生まれたことを知った人々によって書かれた著書である。そこには、第三者のかかわる人工生殖によって生まれた自分自身を理解しようと奮闘し、また、自己の存在を肯定できない不安や苛立ちが表明されている。

〈モノ、技術からできていると感ずる不安〉
「自分の出生に人ではなく**精子というモノ**が関わっていることの**居心地の悪さ**」(36[19])、
DIで生まれたことを知ったとき感じたのは「身の置きどころのなさ」が一番近い(59)、
「まるで自分が**ロボットのような**妙な感じ」(81)、「**ロボットのように製造された者**」(93)、
「私は自分を、人と人との関係の中で生まれてきたのではなく、**人と提供されたモノからつくられた、人造物**のように感じています」(85)、「AID……この技術は医療の手が入ったから生殖技術だと言われますが、私はどうしてもそれを受け入れることができないでいます。**そもそも精子というのはあげたりもらったりしていいものでしょうか**」(117)、「**工場でつくられた人工物**というか……**実験品**みたいな……」(150)。

これらのことばは、献体や人体のドネーションにおけるドナーとレシピエントが経験する「不安」とは質が異なるものと思われる。たとえば、臓器移植の場合と比較してみよう。臓器移植では贈与される臓器というモノの背後に、ド

ナーとレシピエントの「意志」が前提とされており、「死が医療化され、無自覚なままに生や身体が収奪され」(香西2007：238)、「人体」が資源化や商品化されることを抑え込でいる。ところが、AIDによって生まれてきた人には、その初めから「意志」が問われることはありえないばかりか、収奪される人体も持ち合わせてはいないのである。彼らの不安は、むしろ自己の身体こそがモノの次元にあり、モノであるからこそ技術によってつくられたことからくる不安ではなかろうか。

〈関係性／アイデンティティのゆれ〉
「母は「どうしても産みたかった。だから生まれてうれしかった」としか言いませんでした。……私という<u>人間の根幹に関わる最も大切なことについて、嘘をつきつづけてこられたことは、大きな不信感</u>となり、「<u>産みたかった」という母の思いさえもが、エゴに思えました</u>」(75)、「<u>偽りにより親との信頼関係が壊れたことの辛さ、自分のアイデンティティが崩れる苦しさ</u>……」(36)、死にゆく父親の介護の場で、「そこに<u>二人の私がいる</u>のです。父と残された時間を<u>悲しむ私と</u>、この人は他人で他に遺伝上の父がいるのだから誠心誠意看病するだけでいいという<u>冷めた私</u>……」(93)、「<u>自分の誕生に男女の「情」というものが存在しなかったという、絶望にも似た気持ち</u>」(69)。

当の本人に秘密にされた出生の、その暴露がもたらしたものは「関係性の喪失」である。親との信頼関係を喪失するばかりか、自己のアイデンティティが揺らぎ、場合によってはその分裂すら経験することになる。また、AIDで生まれたことのストレスが深刻な身体症状を呈するようになり、仮面うつ病と診断された人もいる(同上書；107)。なぜ、提供精子によって生まれたということが、このような深刻な危機をもたらすのだろうか。
　ここでも臓器移植におけるドネーションとの相違から説明できるだろう。繰り返すが、臓器移植における核心は、死と密接にかかわる人体というモノのやりとりを「贈り物」「自由意志」という文脈によって隠蔽する装置(擬制)をつくることによって、人体を「資源」「商品」とみなす資本主義や科学技術に抗していることである。ところが、「精子や卵子」「妊娠出産」のドネーションは、単純な二者間のそれではない。まず、親になりたいレシピエントと「精子や卵

子」「妊娠出産」のドナー間でドネーションが行われるが、レシピエントは生まれてくる子どもでもあるという、二重のドネーションが行われるのである。しかも、生まれてくる子どもには、その存在は所与のものであり自己の意志は初めからない。気がつけば、この両親の子どもだったというだけである。しかし、これは重要なことである。子どもにとって自分の存在を存在たらしめているのは、疑いえない父母との関係においてだからである。ある日突然、AID で生まれたことを知らされるということは、これまで生きてきた疑いえない親子という関係が一挙にその根本から崩れることなのである。

〈医者、生殖技術への不信〉
「産まれればいいみたいな医者の考えが嫌。……一番最初に怒りが向かったのは医者でしたね。……医者にものすごく腹が立つ」(154)、「医者に言いたい、自分もこの方法でぜひ生まれたいと思えるのかと」(148)、「人間は人間でなければいけないと思う……この技術をやるのなら、例えば、災害に強いコメをつくったりとか……品種改良とか……私は自分のことを人間じゃないと思いますよ」(150)、「AID という技術には反対です。…… AID という技術が他の技術（提供卵子や代理出産による生殖）を進める際の前提にすらなっている」(35)

人工授精には配偶者間人工授精（AIH）[20] と非配偶者間人工授精（AID）がある。AIH は夫婦間の体外受精と同じであるが、夫婦間で精子と卵子で受精卵をつくったり、夫の精子を妻に送り込む技術であることから、技術に依拠して子どもをつくったことを隠蔽しやすい。AID で生まれた人たちは、技術によって自分がつくられていること自体に怒りを覚えるだけでなく、技術がつねに改良、開発という方向を向いている以上、彼らは品種改良、すなわち「デザイナーベビー」の恐怖をもすでに感受している。生まれた人や家族のフォローもまったくない状態で、AID は 60 年以上も実施されてきたが、生命科学や生殖医療の場で生産される「生」そのものである DI 児たちは、その存在の在り様に疑義を呈しているといわざるをえない。

おわりに

　日本では、提供卵子や代理出産に対する規制はないものの、1983年に初めての体外受精児が誕生して以来、日産婦会が体外受精を正式に婚姻した夫婦にかぎって実施してきた。そのため、国外で提供卵子や代理出産市場で子どもを得る人々が顕在化している。しかし、個別クリニックや団体が卵子バンクをつくり、提供卵子や代理出産による生殖の実施を始めている。このような状況にあって、提供卵子による生殖を推進する医者が「医療においてやってはいけないことは基本的にない、お金を出すクライアントの要望に応えることを禁止することはできない」と発言していることをみてきた。また、「贈与」という概念が紡ぎ出す、ドナーとレシピエントの互酬性において人体や身体のドネーションが辛うじて平衡を保っていることをみてきた。しかし、提供精子による人工授精技術によって生まれたひとたちの発言を検討すれば、そこには人体や身体のドネーションが隠蔽してきた、「人の身体がモノである」という事実に突き当たることが確認された。

　たしかに、卵子提供や代理出産が臓器移植と異なるのは、少しばかりの卵子を売っても自分のための卵子は十分残っているし、他人の子どもを妊娠・出産したらからといって子宮がなくなるわけではないからである。したがって、適正な市場が形成されれば、卵子や代理出産は市場化してよいとする論[21]もある。卵子や妊娠出産が金銭で売買されることに抵抗があるのであれば、贈与、ボランティアという方法も存在する。このような地滑り的な「生の生産と管理」でよいとは思われない。生命科学・生殖医療におけるドネーションの倫理について根本的な議論が要請されているのではないだろうか。

【註】
1）非配偶者間人工授精で生まれた人の自助グループ・長沖暁子編『AIDで生まれるということ』2014；表紙より、下線は筆者。非配偶者間人工授精はAIDあるいはDI（AID；Artificial Insemination with Donor SemenまたはDI；Donor Insemination）と略記される。本稿では、提供精子による人工授精をAIDと表記する。
2）「体外受精―胚移植（IVF-ET：In Vitro Fertilization-Embryo Transfer）」を、以降、「体外受精」と略す。

3) 2012年に生まれた体外受精児数は37,953人であり、累積数は341,750人であった。27人の出生児に対し1人が体外受精で生まれている。2016年は17人に1人となり、体外受精による出生児の誕生が急激に増加していることがわかる。
4) 詳細は、柘植（2012；17-34）、粟屋（1999）、アンドルーズ・ネルキン（2002）参照。
5) 日本の臓器移植法は人の死をめぐる論争を経て成立し、臓器移植の意志を表示したものの脳死が「人の死」とされるという世界的には稀有な法律であった。ところが、ドナー不足から2010年に法改正が行われ、本人の意志表示がなくてもドネーションが可能となり、脳死は人の死となった。つまり、日本人の身体感覚としての死が否定され、医学上の死が優先されたということである。しかし、日本での臓器移植は予想よりも増えていない。
6) 人工授精や体外受精、顕微授精などの高度生殖技術による不妊治療は、「生殖補助技術（Assisted Reproductive Technology）」と命名されている。
7) ES細胞樹立の陰で卵子提供をめぐる韓国でのスキャンダルがある（渕上2009）。
8) 研究報告書『女性の新しい生命倫理の創造』（1991；133）お茶の水女子大学生命倫理学研究会参照。
9) マハスウェータ・デヴィ「乳を与える女」はスピヴァック『文化としての他者』（2000；283-323）に収録されている。
10) インドをフィールドとする松尾瑞穂は「先進国では到底考えられないような豊富な人的資源（ドナー）の提供元として、インドには貧困層が多数存在している」（松尾2013；19）と指摘している。
11) 日本では妾制度、韓国（朝鮮）ではシバジという代理母がいた。また、革命前のパリでは授乳を商売にする乳母が多くいたことは知られている。
12) インドの合計特殊出生率は今日では2.4（2011）と下がっており、出生率は低下している。
13) アメリカ人の代理出産によって子どもを得たタレントの向井亜紀は、その著書で代理出産志願者夫婦の善意を半ば信じていなかったが、直接会い、そのような想像をしていた自分たちこそ「汚れていた」と表現し（向井2002；209）、代理母の善意を強調している。
14) かつて、人工授精型の代理出産をしたアメリカの女性が生まれた子どもの所有を主張した例がある（「ベビーMの教訓」）。
15) ロスマン風に言えば、今やパパの精子もママの卵子も種として扱われ、代理母の子宮という工場で育つのだから、工場が生産物の所有権を主張するわけはないのである。
16) ジャパンエッグバンクの卵子ドナー募集には「人に捧げる最も純粋なプレゼント」と記され、卵子ドナーボランティアを募集と書かれているが、採卵（タイでの）1回につき、50万〜80万円の報酬があることが記されている。

（http://japaneggbank.com/）
17) JISART（Japanese Institution for Standardizing Assisted Reproductive Technology, 日本生殖補助医療標準化機関）という医療団体は、2007年から提供卵子による生殖を実施しており、2015年1月までの、実績は、実施数51件、出産児数24人であるという。
18) 不妊の原因が男性にあっても、不妊治療はつねに女性の身体を対象にするばかりか、女性に子どもを産ませてあげたいという、パターナリスティックな理由で実施されてきた。
19) 以下、（ ）内の数字は『AIDで生まれるということ』のページである。
20) 配偶者間人工授精（AIH：Artificial Insemination with Husband's Semen）。
21) 大越愛子「懐胎・分娩はいかなる労働か」『倫理学研究』第38号2008、永田えり子「生殖技術と市場」『つくられる生殖神話』サイエンスハウス1995など。

第8章　日本における生殖技術の最適化

はじめに

　体外受精[1]（IVF）は実験室のなかで生命をつくり出す技術である。それゆえ、世界で初めて誕生した体外受精児は「試験管ベビー」と報道された。この命名は科学的に生命をつくることに対する不安感をよく示している。しかし、第7章で指摘したとおり、近年、日本では年間5万人以上の体外受精児が誕生しており、その周辺技術——配偶子や受精卵の凍結保存、顕微授精、出生前診断など——とともに忌避感も減少しているように思われる。

　ところで、先進諸国の女性たちは卵子の老化に悩んでおり、第三者の卵子を用いた生殖や妊娠・出産を代行してもらう代理出産など[2]もグローバルに展開されるようになった。とりわけ、第三者の卵子による生殖はかなりの国で合法化されており、市場すら形成されている。卵子や妊娠・出産の売買に対する批判[3]も展開されているが、世界的にみて卵子の授受や代理出産が止む気配はない。日本でも、出産の高齢化に伴う卵子の老化が原因で妊娠・出産が困難な女性が増えており、海外で提供卵子や代理出産に依拠して生殖を行う人々もいる。日本人に卵子を提供する日本人女性の存在も知られるようになった。つまり、今日、日本でも第三者の卵子を必要としている女性がかなりおり、また、卵子を提供する女性もいるということである。ただ、その授受が行われるのは、ほぼ日本国内ではなく外国であるということなのである。

　人工授精や体外受精などの人工生殖技術は総称して生殖補助技術（ART）と呼ばれるが、それらを包括的に扱うシステム[4]は構築されていない。医療として用いられるARTに関しては、不十分ながら日本産科婦人科学会（以降、「日産婦会」と略す）が同会に所属する医師[5]に対し、会告という形で規制[6]（提供配偶子による体外受精と代理出産の禁止）しているのみである。それでも、この規制があるために、日本では提供精子による人工授精[7]（AID）の長い歴史のなかで、提供卵子による生殖や代理出産が生殖医療の選択肢とはならなかったのである。

　しかし、法的に禁止されているわけではない[8]ため、国内で、提供卵子によ

る生殖も代理出産も少数ながら行われてはいる。たとえば、JISART（日本生殖補助医療標準化機関）という医療集団は独自の倫理規定などをつくり、2007年から卵子提供による生殖を試みている[9]。また、2013年には、提供卵子による生殖の法整備を待ちきれず、卵子バンク[10]を立ち上げた人たちもいる。長野県の一医師は代理出産も行っている[11]。このような混沌とした状況にありながら、現在に至るも第三者がかかわる生殖の包括的医療システムは構築されていない。これが今日の日本における生殖と生殖テクノロジーをめぐる平衡点である。しかし、この平衡点は徐々に変わらざるをえないのではないか、というのが、ここでの仮説である。

本章では、生（命）それ自体に介入する生殖テクノロジーがこれまでの生殖をめぐる意味布置の何を断絶し、あるいは何を連続させ、どのような新たな認識と結合し、どのようなテクノロジーの最適化がなされるか、とくに、提供卵子と代理懐胎・出産に焦点をあてて検討する[12]。

1．生殖テクノロジーと世代継承の最適化

18世紀までは生命それ自体は実在しなかった（フーコー 1974：150）が、19世紀初頭、生命は他のものと同等の認識対象（同上：185）、つまり、人体は解剖学的認識の対象となり、人間の身体は解剖学的認識にもとづき、健康／病、生／死の相において再編された。したがって、政治権力は生命の秩序としての人口——出生率、死亡率、罹患率や寿命など——を調整・管理し、効率的に統合するようになった。このようなフーコーの生—政治（bio-politique）論は今ではよく知られている。ここで発動される権力は、上から強圧的にやってくる力ではない。むしろ、「生かす」ために人々が自ら行動するように仕向ける力である。

20世紀後半、生物学はバイオテクノロジーの時代に突入した。体外受精に始まった生殖テクノロジーは、バイオテクノロジーと歩を一にし、すでに遺伝子診断や再生医療へとその領野を拡げ、生命を制御、デザインしようとさえしている。このような生命の分子化によってもたらされた変異がどこでその平衡を保つかは、その社会によって異なる。たとえば、体外受精は性現象に漠然と包括されていた生殖身体の営み（性交）を捨象し、生命の産出を技術に代替させることを可視化した。フーコーは、ブルジョワジー夫婦の寝室が唯一承認された性現象、すなわち生殖の場であった（フーコー 1986：10）と述べたが、体外

受精が行われる実験室は夫婦の寝室以上に「性現象」の入り込む余地はない。体外受精は、生命が卵子と精子の結合によってつくられた胚が素であり、子宮は胚を育てるまさに孵化器であることを明示する。これは性現象のみならず、生殖にかかわるさまざまな意味布置の再編を促す。

　ニコラス・ローズは、その著書『生そのものの政治学』において、現代の生政治空間では、5つの領域[13]（経路 pathways）で異変（transformation）が起こっているという。それは、「分子化」「最適化」「主体化」「ソーマ（物質的身体）の専門的知識」「生命力の経済」（ローズ 2014：9-22）である。これらの領域における変異は個々の社会に応じてある種の平衡点を見いだすようになる。生殖テクノロジーは、生殖や生命にかかわる専門的知識、不妊治療の当事者や専門家（医師や技術者、カウンセラーなど）によって形成されるテクノロジーの可視化と実践、また、生殖テクノロジーに対する感受性や経済性、生殖を促す文化的・社会的要因によって「最適化の目標に方向づけられたハイブリッドな集合体」（同上書：35）として現れるという。つまり、生殖テクノロジーが医療のなかで市民権を得るのは、このような集合体を構築しながら、当該社会に応じて固有に最適化されるからであろう。それがどのように進行するかは、この5つの領域の異変から見いだされるとローズは言う。そこで、ここでは、生殖テクノロジーがハイブリッドな集合体を形成する過程にあるという前提に立ち、日本社会で提供卵子や代理出産がいかに「最適化 optimization」されるか検討していきたい。

　また、ロビン・フォックスは、人工生殖によって生まれる（セックス抜きの）子どもの親子関係をめぐる係争について、文化人類学が明らかにしてきた「婚姻制度」と「産む女性と生まれる子どもの関係」から、人工生殖がもたらした世代継承の難問に対して多くの示唆を与えている。フォックスは、「私たちが追求するのは何か目前にある目標であり、それらの目標が達成されれば結果的に私たちの生殖上の適応度が最適化される」（フォックス 2000：182）と指摘する。つまり、新生殖技術が生き残れるかどうかは、それが子どもをもちたいという目前の動機に応えられるかどうかにかかっているということである。

　以上のように、ローズもフォックスもともに、生殖テクノロジーはその良し悪しが倫理的に判断されることによって最適化されるのではないと言っているのである。本章では、「セックス抜きの子ども」をその社会はどのように位置づけるかを問うフォックスと、人工生殖が「医療の必然というよりはむしろ、市

場と消費者文化によって形成される医療」であると指摘するローズに依拠し、日本社会における生殖テクノロジーを用いた医療はどのように平衡点をつくり出してきたかを明らかにしたい。

2．医療テクノロジーの最適化

　今日の医学的変化のダイナミクスは、フーコーが図式化した「身体そのもの」への臨床的なまなざしを保持したまま、「自己診断や自己治癒的な実践」（ローズ 2014：25）を組み込みつつ、分子レベルの生物学的コントロールへと突入している。しかし、テクノロジーは「機械的なものか技術的なものか」と捉えられがちだが、「社会的・人間的な諸関係の集合体」であるとローズは言う（同上書：35）。つまり、新たな道具や技法、熟練した医師や技師などの専門家、当事者（患者）、そして何よりもその病や生についての新たな思考や社会的関係、これらの総体が「新しい治療」を最適化するのである。

　ローズは、21世紀のバイオテクノロジーを駆使する「生—政治」が先の5つの領域において異変を起こしているという。本章の問題に即せば、現在、日本の社会において、生殖テクノロジーはどのような異変を起こしているのかをみていくために、以下に異変を起こしている5つの領域について、ローズに依拠し、簡単にまとめておきたい。

　(1)　分子化（molecularization）。現代の生物医学の「思考様式」は、生を分子レベルで把握するが、それはもはや生命力を自然の秩序という規範性を超えている。つまり、それは生命に自然の秩序に拘束されることなく介入—特定、分離、操作、動員、再結合—するということである。
　(2)　最適化（optimization）。現代の生命テクノロジーは健康と病気の二つの極に拘束されることはなく、個人的もしくは集団的な人間の生において、実際に最適状態とは何かに焦点を合わせる。
　(3)　主体化（subjectification）。人間の権利や義務や希望を、彼らの病気や生そのものとの関連からコード化しなおし、個人とその生物学的権限との関係を組織しなおし、人間が「ソーマ的個人」として自己に関係する方法を組み立てなおす「生物学的シチズンシップ」。
　(4)　ソーマ（物質的身体）の専門的知識（somatic expertise）。身体的な

具体的実在が中心位置を占める状況において、多様な準専門家が台頭する。彼らは、人々が直面する個人的・医学的・倫理的ジレンマに対して、個人や家族にアドバイスし、彼らを導き、治療し、支援する。つまり、彼らはさまざまな種類の新たな牧人司祭権力の専門家たち（たとえば、遺伝子カウンセラー）である。

(5) 生命力の経済（economics of vitality）。治療や適切な治癒への希望に向けられる人間的価値と結びついた新しい経済空間（バイオ資本）が成立している。ここでは、生命力は異なった目的のために分離され、範囲を定められ、貯蔵され、動員され、交換され、それぞれの価値に応じて売買されていく。 （ローズ 2014：16-9）

では、身体や人体を用いた医療がシステムとしてどのように最適化がなされたか、「輸血」と「臓器移植」を例に考えてみたい。今日、特別な事情のないかぎり「輸血」は医療行為として認知されている。しかし、医療のなかでは、輸血よりもむしろ瀉血の歴史の方が古く、治療としての輸血が有効であることが認知されるまでには多くの異変を経なくてはならなかった[14]。治療行為としての輸血の有効性、また血液には型があり、ドナーとレシピエントの血液型（A、B、O、AB）は免疫システム上、同一でなければならないということなどが科学的に証明される必要がある。この血液型分類（ABO式）がアメリカの免疫学会で採用されたのは、1927年、ほんの90年ほど前のことにすぎない（タッカー 2013：31）。さらに、他者の血液を別の人間の血管内に移すためには、その技術の開発が必要である。そして、何よりも他者の血液を自分の身体に入れることに違和感をもたない感受性や意識の変容、つまり最適化が必要であっただろう。今日では、赤十字社によって運用されている「血液バンク組織」が各地に存在している。基本は、血液という身体物質の調達（献血や臍帯血の寄付など）、血液の加工、必要な医療機関への配布、医療処置としてレシピエントへの供給という流れができている。これが医療資源としての血液が社会に還流する仕組みであり、最適化状態である。

臓器移植も血液と同様に最適化された。臓器移植には、まず臓器が交換可能なソーマであるというデカルト的認識が必要である。さらに医療としての臓器移植は、それを可能にする多くの経路における異変があったと思われる。そのなかでももっとも大きな異変は治療としての臓器移植において新鮮な臓器をど

のように医療資源とみなすかということである。そのためにこそ「脳死＝人の死」という虚構の承認が必要であった[15]。「脳死の人[16]」の「臓器」は、「善意の命の贈り物」を表看板にすることによって「資源」へと転換され、ようやく1997年に臓器移植法が施行され移植が始まった。もちろんドナーとレシピエントを出会わせる「日本臓器移植ネットワーク」組織もつくられた。しかし、日本では、「脳死は人の死か」という問題が長く問われてきた経緯があり、脳死者からの臓器移植は進まず、2010年改正臓器移植法が施行され、本人の意志にかかわらず、脳死は人の死となった。

　それでも臓器は慢性的に不足しており、最近では「ポテンシャル・ドナー」という新しい概念を登場させ、臓器不足を補おうとしているという。山崎吾郎によれば、ポテンシャル・ドナーとは、「死にいたる不可逆的なポイントを『見込み』という形であらかじめ設定しておき、医療システムのなかに効率的に取り込む作業によって」、つまり「目の前の患者が脳死であるか否かを判定する以前の段階で、脳死になる可能性について判断」（山崎2011：32）され、「生きている臓器＝資源」と把握される。生命を救う医療としての臓器移植が「臓器不足」を梃子に、人体の資源化を促進させている例であるといえるだろう。

　このように「血液」や「臓器」が資源化され、医療のなかに組み込まれていくとき、次の二つの類型化が可能である。まず、①生体から生体へと身体資源が渡される医療がある。輸血、生体間臓器移植、②死体から生体への医療は、死者（脳死・心臓死）からの臓器移植である。この類型化のポイントは、両者ともドナーの善意によって提供されるという建前になっているが、①の生体間の場合は、身体資源は場合によっては「贈与」ではなく「売買」という形式をとることもある[17]。

　提供卵子や代理出産の生殖をこの類型化に従って考えてみれば、両者に共通することは、身体資源が「生体間」でやりとりされるということである。もっとも異なるのは、生殖資源のやりとりによって新しい「人間」をつくり出すということになる。つまり、身体資源のやりとりは二者間関係ではないということである。子どもを身体資源によってつくるという発想は、そこに、素材の優劣や制作工程へのこだわりなど、「選択」すなわち、エンハンスメント（増強）[18]への欲望が入り込む余地を生むことになるだろう。このことを考慮しないで提供卵子や代理出産を社会的に容認するシステムは構築しえないのではなかろうか。

3．日本における生殖テクノロジーの受容

体外受精の受容

　日本で初めて体外受精児が誕生したのは1983年である。日産婦会の報告によれば、体外受精による出生数は、1990年には1000人を超え、1998年には1万人を超えた。その後増え続け、最新の報告によれば、体外受精に依拠して生まれた子どもは、2016年には54,110人（累計：536,737人）である。フーコーの言を待つまでもなく、国家は人口動態調査に余念がないので、日本の出生数の動向はすぐにわかる。出生数に対する割合は5.34％で、およそ19人に1人が体外受精によって生まれていることになる。この数字の出生数を得るために行われた治療周期数（IVF-ETの実施数）はおよそ45万サイクルである。年間45万回という体外受精の実施数は決して少ない数ではない。

〈不妊患者の主体化とは？〉

　日本で初めて体外受精児が誕生したのは1983年であったが、その児は2年後肺炎で亡くなり、体外受精への批判も高まった。それで日本での体外受精が下火になったわけではない。筆者は1990年に不妊治療を行っている女性に対する調査[19]を行った。不妊治療29人の女性のうち、人工授精は11人、体外受精は9人が経験をしていた。両者を経験した人は6人であった。この調査を行った1990年は、日本で初めて体外受精児が誕生して間もない時期であるにもかかわらず、不妊治療として人工生殖を経験したと答えた女性の割合は高かった。これは、不妊に苦しんでいた当時の女性たちにとって、体外受精が子どもをつくる最後の手段として受け容れられていったからであると思われる。さらに、当時は体外受精を実施する医療機関の拡張期であり、実績競争もあったのではなかろうか。

　この調査で、治療として体外受精にまで進んだある女性は、実際の不妊治療では段階を踏み、体外受精が最終段階と認識していたが、不妊治療というベルトコンベアーに乗せられ、気がついたら体外受精をしていたとの感慨を述べた（浅井 1991：133）。ここに、体外受精を実施するソーマの専門家や準専門家による牧人司祭権力が行使された痕跡をみることもできる。それでも、受精・着床について、人工授精は「自然」、体外受精は「人為」であるという認識がインタビュー調査で示された（浅井 1991：135）。これには、当時の不妊治療を受け

ている女性たちが「受精」に対する神秘、畏れのようなものを抱いており、できたら体外受精は避けたいという意識と感じられた。しかし、不妊治療の段階を踏んでいくうちに、「体外受精」は必然的治療と認識されていくようになる。

〈専門家の二重規範〉

当時、ARTを行っている医師たちは、体外受精や人工授精を治療としては否定しないし、AIDに関してはすでに子どもが生まれてしまっているので否定できないとしていたが、個人的には体外受精や人工授精、とりわけ提供精子による人工授精には「否定派」であるという発言（横山1991：147-8）[20]があった。日産婦会が体外受精を行う被治療者の条件として、「正式に婚姻している夫婦」に限定したことは、AIDを1949年以来何の規制もなく実施してきたことに対する否定的雰囲気があったからではなかろうか。日産婦会の医師たちは技術そのものを否定することはない。しかし、「日本の医学ほど世間の評判、とくに新聞にどう書かれるか気にし、世間体や世俗的名誉を重んずる分野も少ない」（米本1985：180）という米本昌平の指摘どおり、日産婦会は父親と遺伝的につながりのない子どもを実子としてきたことの評価を気にしてきたからではないかと思われる。血縁のない親子関係を気にして隠蔽してきたのは、むしろ日産婦会だったのではないだろうか。

〈生命の自然への介入〉

しかし、婚姻した夫婦間に限定した体外受精治療は、その後、次々と技術革新を行っていく。体外に取り出した卵子と精子が勝手に受精して胚になるのを待つだけではない、顕微鏡下で卵子にまさに人為によって精子を送り込み、胚をつくる「顕微授精」も行われるようになった。また、精子の凍結、凍結受精卵の移植など凍結技術の革新も行われるようになった。

ARTを実施する医療施設の数も飛躍的に増え、全国どこに行ってもARTによる治療が受けられる。図8-1.「IVF-ETによる出生児数の変化」[21]は、日産婦会のART実績のデータを筆者が集計しなおしたものである。このグラフを見れば、2006年に凍結胚による出生数が新鮮胚のそれを超えてから急激に全出生数が増えていったことがわかる。採卵のリスクを減らすことにもなる受精卵の凍結技術の進展が、体外受精を選択する人を増加させることにもつながっていることがよくわかる。つまり、凍結技術の向上により凍結胚を用いることが

112　第Ⅱ部　生殖テクノロジーのゆくえ

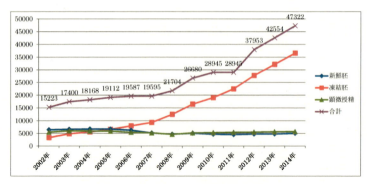

図 8-1.「IVF-ET による出生児数の変化」

容易になれば、採卵の回数を減らせることになり、女性が不妊治療にアクセスしやすくなるからである。

　しかし、凍結技術は自然の秩序に拘束されることなく生命に介入する。同じときにつくられた受精卵であっても、時間差をつけて妊娠・出産すれば、年齢の離れたきょうだいとなる。また、受精卵を資源と捉えれば、不妊のカップルに提供する（エッグシェアリング）こともできる。未来の新しい人間をつくるための研究用に供することもできる。

〈治療の成績と生命力の経済〉
　日産婦会は、ART の使用規制を会告という形で発しているが、実施する病院にはその登録を義務づけ、ART 実施数と結果について報告させ、集計後公表している。結果の集計は用いられた技術ごと、また、「単胎生産」「双胎生産」などの出産は「生産」ということばで表示され、分類され、「治療成績」としてまとめられている。2004 年からは ART によって妊娠・出産した胎児や新生児の先天異常児の調査の報告もなされるようになった。この報告では、「先天性異常名・染色体異常名」とともに、「治療方法」「生産／死産」の別や児の「性別」「早期新生児死亡の有無」「母体年齢」まで記載されている。

　このように公表された数字を見れば、体外受精が広く受け容れられていることが了解される。先の輸血と同様とはいえないが、体外受精は不妊治療としての不動の地位を築いている。しかし、体外受精が行われ始めた当初は、実施病院もかぎられているだけでなく、その費用や時間的負担などは今とは比較にな

らないほどかかっていた。それでも体外受精が受容されていったのは、体外受精を実施する病院の数の増大、体外受精の実績などによる競争が技術の向上を促したこともある。また、不妊治療を行う病院の増加は保険のきかない治療費用の価格競争を生み出した。1990年頃は、体外受精の1サイクルの費用は60万～80万円くらいであったが、現在では体外受精1サイクルが20万円を切っている。さらに、少子化が問題化されるようになり、体外受精治療には公的補助金制度によって経済的援助も行われるようになった。このように、不妊治療としての体外受精は日産婦会に牽引されながらも日本の社会に適合的に最適化されてきたといえる。

ところで、現在の日本では、体外受精によって生まれる子どもの数はその実施数に比べてかなり少ない。2012年のデータをアメリカとの比較で見てみると、日本では、体外受精実施サイクル数326,426に対して、出生数は37,953（11.63%）である。同年のアメリカでは、実施サイクル数176,275に対し、出生数は65,179（36.98%）である。この差は、アメリカでは医療サイドから提供卵子による生殖が勧められ、それが受け容れられるために体外受精による出生数が多いからである。SART[22]が発表した2012年の年次報告によれば、アメリカ全土で行われた卵子提供による胚移植は16,858回である。その出産率は46.9%と、ほぼ2人に1人の割合で出産に至っている（宮下2015：127-8）。

「卵子の老化」に直面している日本

近年、不妊治療をしている女性の高齢化が指摘されている。その原因として挙げられるのが「晩産化」である。日産婦会の会長を務めた吉村泰典は、1970年には35歳以上（高齢出産）の女性が第一子を出産する件数は18,000であったが、2011年には87,000人に達していることを指摘する（吉村2013：14）。高齢出産は「ハイリスク妊娠・出産」であるだけでなく、「卵子の老化」により妊娠しにくいという。体外受精（顕微授精を含む）を行っても妊娠率は年齢が上がるごとに下がっていく。26歳から34歳までは25%、37歳前後で20%、40歳では15%以下、43歳では5%である。出産率はさらに下がり、26歳から36歳までは15%以上あるが、40歳では8.1%、45歳では0.5%となる（同上書：53-55）。それでも不妊治療の結果、妊娠に至ったとしてもリスクはつきない。

図8-2.は、体外受精によって生まれた「先天異常児の報告件数とその割合」である。また、図8-3.は、「先天異常児の母体年齢」である。両グラフからわ

かることは、体外受精の結果生まれた児の先天異常が年々増加しているということ、またその子どもを産んでいる母体の年齢が高いということである。もちろん、先天異常の原因は特定できるものではない。体外受精や顕微授精などの技術的原因、もともとの遺伝要素が原因かもしれない。しかし、図8-4.の「先天異常児の母体年齢の割合」を見れば、高齢女性の出産児に先天異常が多いことは明らかである。

このような高齢女性の不妊治療の実態をみれば、高齢女性が子どもを産みたいとすれば、提供卵子に依拠することがその確率を上げることになるのはたしかである。先に見たように、アメリカでは、提供卵子を用いた体外受精の成績

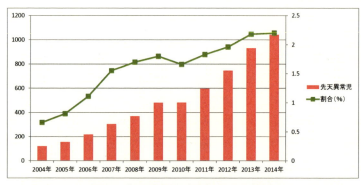

図8-2.「先天異常児の報告件数とその割合」

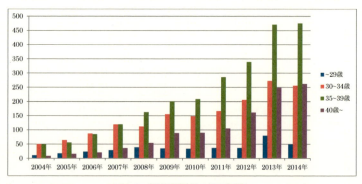

図8-3.「先天異常児の母体年齢」

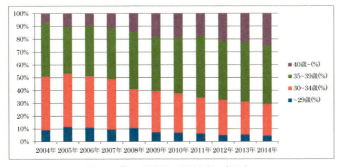

図8-4.「先天異常児の母体年齢の割合」

は、2人に1人が出産に至っているのである。実際、日比野由利の調査によれば、海外渡航治療・卵子提供に関する問い合わせを受けた経験のある医師（141票）の70.2%が「国内法を整備し、国内で実施」が望ましいと回答しており、不妊当事者（186票）の67.0%が国内での法整備と実施をすべきとの回答が得られたことを報告している[23]。この数字を見れば、日本国内での提供卵子による生殖の実施がかなり求められているということはいえるかもしれない。

しかし、日本においては、提供卵子による生殖が不妊治療の一般的な選択肢となるかは甚だ疑問であるといわざるをえない。たしかに、アメリカ社会では、医師も妊娠しにくい高齢不妊患者に提供卵子という選択肢を示すし、また有料の卵子を提供するシステムもある。養子が求められるアメリカにおいて、提供卵子によって子どもを産んでも日本ほどには軋轢はないだろう。しかし、柘植あづみは、「ある技術が選択肢として存在している社会では、それを選択しないのは難しい……それはアメリカの文化的な『選択』に対する姿勢であるかもしれない」（柘植2012：162）という。アメリカ社会において提供卵子による生殖は、そこに選択肢として提示されているからであり、また、その選択を可能にする卵子提供のハイブリッドな集合体ができあがっているからであろう。生殖資源としての卵子の市場、ドナーとレシピエントをつなぐ業者、これらが子どもを欲する人々と生殖資源を提供する人々を「契約」によって結びつける。これがアメリカにおける最適化である。代理出産についても同様であろう。日本で同様のシステムが構築されるとは思われないが、仮に何らかのシステムができたとしても、それが機能するとはないだろう。どうしても子どもを欲する場

合、これまでどおり、日本人は提供卵子や代理出産を外国に求めていくことになるのではないだろうか。なぜなら、善意の提供卵子が国内でたやすく調達できるとは考えられないからである。

現在、提供卵子による生殖を可能とする先進諸国はあるが、そのシステムは一様ではない。慈善の卵子提供に依存しているフランスでは慢性的に卵子不足であるが、卵子の提供に対価があるスペインは卵子保有率が欧州一であり、提供卵子を求める人々が他国から、もちろん、日本からも訪れているようである（宮下2015）。また、日比野による生殖ビジネスを展開している国々の調査（2010～14年)[24]では、各国の事情によりARTを用いた代理出産や卵子提供がビジネス化されていることが明らかである。しかし、グローバルに展開されている生殖ビジネスに、トラブルはつきものである。日本人が関与したインドの「マンジ事件」[25]、2014年にはタイで日本人独身男性が提供卵子と代理出産で十数人の子どもをもうけていることが明らかになった事件、こうした事件を契機に、インドやタイは第三者のかかわる生殖に対して法規制がなされていく。ここには、生殖資本をめぐるグローバルな競争と最適化が展開されていることがみてとれる。

4．世代継承を促す二つの要因

体外受精が不妊治療と定義され実践されるようになれば、生殖の規範性——生物学的男女や偶然性、世代継承の規範など——は再構成されざるをえない。とはいえ、体外受精が当該社会の生殖をめぐる規範を瞬時に転換させるわけではない。さまざまな別の力に依拠しつつ平衡点を見いだすことになる。フォックスは、「新生殖技術が生き残れるかどうかは、根本に横たわる生物学的現実を助けうるか、それとも破壊するかにかかっている」（フォックス2000：184）という。

1980年代半ば、アメリカ全土を議論の渦に巻き込んだ、子どもの親をめぐって争われた通称「ベビーM事件[26]」と呼ばれた裁判がある。これは、代理出産契約によって子どもを産んだ代理母が、生まれた子どもを依頼主であるスターン夫妻に引き渡さなかったために起こされた。裁判では、契約の正当性が確認され、依頼主であるスターン夫妻が生まれた子どもの親であると判決が下された。フォックスは、この判決について次のような疑問を投げかける。「契約上の両親が自然の両親より優位に立つという結論の発言は、どんなものであれ熱烈

な拍手をもって迎えられた。」「この国（アメリカ）はなぜ階級と契約に疑問を抱か『ない』のだろう。」（フォックス 2000：11）と。彼は、「新生殖技術が生き残るかどうかは、根本的に横たわる生物学的現実を助けうるか、それとも破壊するかにかかっている」（同上書：184）という。つまり、妊娠と出産を経験した女性と生まれた子どもは「特別な絆」によって結ばれるのであり、その絆を破壊するアメリカ社会の「契約」への異議申し立てなのである。ここには、生殖における「妊娠・出産」がきわめて生物学的身体現象であり、胎内で胎児を育てる女性とその胎児との生物学的絆という事実性は代理出産契約によっては変更しえないという文化人類学的解釈があるということになろうか。

しかし、フォックスは生殖技術によって子どもをつくることを否定しない。彼は、子どもをもつことはそれを「好ましく感じるから持つのであ」り、「後継者は大事だから持つのである（ビル・スターンの動機）」と述べる。また、「老後の助けを考えたり、大家族がステータスシンボルだと考えたり、その他さまざまな目前の動機から子どもを持つ」（同上書：182）のだという。つまり、人間はこのような「直近の」目標に向かって行動するというのである。また、生殖は「性愛とか渇望とか所有や権力の快楽とか愛情とか同志的連帯などなどによって動機づけられる」（同上書：183）ともいう。世代継承という観点からみたとき、テクノロジーによって生殖が最適化されるのは、まさに、子どもをもつことを促す目前の目標に依拠すると同時に、「産む／生まれる」身体関係がいまだ生物学的事象なのか、社会的事象であるのか不明な領域が残されているということであろう。

日本ではタレント夫婦がアメリカで代理出産によって夫婦の受精卵による双子の子どもを得て、子の認知をめぐる裁判があった。法的母親は「遺伝的（卵子の）女性」か「懐胎・出産した女性」かが法廷で争われた。結果は「懐胎・出産」した女性が母親であることが確認され、依頼者夫婦と子どもは、特別養子縁組によって親子となった。

ここには、日本という共同体がそれを生き、更新してきた世代継承における葛藤がある。それは婚姻の慣習や制度（一夫一婦制、一夫多妻制他）、親子関係、相続、そして、何よりも「産む／生まれる」身体の文化的布置における葛藤である。代理出産によって生まれたタレント夫婦の遺伝子を引き継ぐ子どもは、「近代家族の性愛の証」である。しかし、他方には、懐胎し出産する女性とその子どもは文字どおり「血を分けた」親子であるという認識もある。また、

女性の価値が産むことをめぐってなされてきたという歴史的事実もある。今日の生殖テクノロジーとそれをめぐる医療は日本社会が選択してきた世代継承の何を変え、何を保持しようとしているのだろうか。

5．連続と断絶——先端生殖医療の最適化の要因——

イアン・ハッキングは「何かが数え上げられ始めると、数え上げということ自体がそのための細目やデータの再編成を生み出すことになる。……データの集積は、……社会の発展を報告するだけのものではない。それは巧妙に、そして多くの場合は善意から、人々がそうあるべき新しい姿を創り出す」（ハッキング 2012：211-2）という。筆者が日産婦会のART実績データを数え上げ、再編成したデータは、結局のところ、日本国内で提供卵子による生殖システムの構築の必要性を訴えることに加担するのだろうか。

体外受精が「試験管ベビー」と呼ばれたとき、技術や人為による生殖行為に対する拒否感があったであろう。しかし、やがてそれは克服された。そこにはさまざまな理由がある。たとえば、不妊治療に「タイミング法」というものがある。要するに排卵日に性行為をせよ、という医学的指導である。だが、このタイミング法はあまり評判がよくない。治療としての性行為がそうやすやすとできるものではないということである。「不妊治療」というのであるから、不妊は病と分類されてはいる。しかし、風邪やインフルエンザとは異なる。インフルエンザに罹れば、医者の言うことをよく聞き、おとなしくその指示に従うが、この日に性交せよと指導されても、素直に聞けるものでもない。風邪やインフルエンザは個人の病であるが、性行為は二人の協同作業であるし、そこには治療的要素は何もないのである。むしろ、必要なのは性行為を促す物語であろう。

したがって、顕微鏡下でエンブリオロジストが毎日勘をたよりに選び出した精子を卵子に器具を用いて注入していたとしても、生まれた子どもは「カップルの愛の結晶」であるという物語があれば、技術によって子どもをつくったことは捨象される。生殖テクノロジーが「性現象」「性愛」という物語に従属しているかぎりにおいて、それは許容されたということになるのだろう。「私たちはあれこれの制度により多くの『自然さ』を認めるという落とし穴に陥ってはならない……制度は結果なのであって本性ではない」（フォックス 2000：70）とフォックスは言う。

これまでの日本では、「体外受精」という技術によって子どもをつくることの不自然さは簡単に乗り越えられたのではないかと思われる。人工生殖という出生過程に強い心理的抵抗があったのは、むしろ日本の医学会ではなかったか。先の1990年に筆者らが行った調査から、医者の相反する見解を確認した。キリスト教文化圏は、受胎が神とかかわる深い物語をもっており、「人間存在は受胎の瞬間から一個の人として尊重され扱われねばない」（米本2006：138）とローマ教会は見解を示した。その結果、欧州では、体外受精技術の臨床展開において、厳格な「ヒト胚の道徳的地位」が規定されたのである。その道徳的・法的規制を経てなお、体外受精によって子どもをもつことに意味を見いだしていたのだろう。米本は、「アメリカで、受精卵移植や代理母が、一方で強い反対の声が上がるにもかかわらず、これが実際に行われることの背景には、この国の養子縁組という特殊事情がある。アメリカでは養子の求めが非常に多い。所得の多い人は、自分の子どもが三人四人いてもその上に養子を求める」（米本1985：175）とかつて書いていた。今でもそうであるかどうかはわからない。また、フォックスも大家族を「ステータスシンボル」（フォックス2000：182）と記している。ただ、言えることはアメリカでは、いまだ家族は「よきもの」と認識されているということであろう。

　ひるがえって、日本ではこれまでARTを受け容れてきた不妊当事者に、どのような子ども、どのような家族をもちたいという理由があっただろうか。今日、日本における出生率の低下をみれば、だれもが子どもをもちたいと思う時代ではなくなったことをうかがわせる。養子という選択が極端に低い日本にあって、子どもをもつ理由はきわめて個人化している。したがって、現在の日本の不妊患者のとる方法は、2種類しかないのではなかろうか。「子どもを諦める」か「海外に提供卵子や代理出産を求める」かである。

おわりに

　提供卵子という選択肢がない現在の日本において、卵子の老化した不妊患者は「外国で卵子提供を受けるか、このまま国内で治療を続けるか、子を諦める」の選択しかないのではなかろうか。日本の生政治は、「卵子の老化」による不妊患者（patient）ではなく、すでに20歳代の女性たちを不妊の「前患者 pre-patient」とみなし始めている。公的機関（たとえば、浦安市）が将来の人口確

保のために、卵子の凍結に補助金を出している。若い女性たちのなかには自らの意志で（主体的に）、未来の不妊患者にならないために「卵子の凍結」という保険をかける人もいる。

　しかし、彼女たちは、好んで不妊の「前患者」になっているわけではない。女性が高学歴化し、また、結婚や出産に左右されることなく仕事を継続したいと望むのであれば、現代の日本の女性にとって、20歳代で子どもを産むことはリスクとなりかねないのである。彼女たちは、不妊の「前患者」であるというよりも、むしろ「社会的不妊」という状況に置かれているというべきであろう。

　本章では、おもに「卵子」という身体資源を「生殖」という次元からみてきた。しかし、日本では研究のための「卵子」がどのように調達されて、どのように扱われているか、ほとんど政治的にも社会的に無関心である。ここでの議論では、研究用資源としての「卵子（精子）」や「受精卵」について検討することはできなかった。別稿への課題としたい。

【註】

1) 体外受精は IVF（In Vitro Fertilization）と略される。不妊治療としての体外受精というときは、「体外受精──胚移植」（IVF-ET：In Vitro Fertilization-embryo transfer）を意味する。
2) 2017年1月現在、日本では、通常の不妊治療として第三者のかかわる体外受精を行うシステムは構築されていない。一部 JISART という医療集団で提供卵子による生殖が行われてはいるが、一般的ではない。しかし、海外で提供卵子によって子どもを得ている人はかなりいるとみられている。
3) これらに反対する倫理学者やフェミニストもいるが、よりよい市場の形成こそが必要だとするフェミニスト（たとえば、デボラ・スパー）もいる。
4) 生殖補助技術（Artificial Reproductive Technology 以降、ART と略す）に対する医療的規制は日産婦会が行っているが、法的拘束力があるわけではない。
5) 日本の産科婦人科医師は、ほぼこの学会に所属している。
6) 日本で初めて体外受精児が誕生する1年前（1982年）、日産婦会は、IVF-ET の実施を法的夫婦にかぎるため、戸籍等の婚姻を確認できる文書の提出を求めた会告を出した。2006年、見解を改定し、「婚姻」という表現は残されたが、「戸籍等の婚姻を確認できる文書の提出」は削除された。したがって、事実婚でも体外受精を受けられるようになった。
7) 提供精子による人工授精（Artificial Insemination by Donor's semen）、通称

AID、最近では DI と略される。本稿で用いるときは AID とする。
8）旧厚生省が 2000 年「精子・卵子・胚の提供等による生殖補助医療のあり方についての報告書」を提出し、その実施に向けて法的整備の検討もされたが、頓挫して現在に至っている。
9）JISART（Japanese Institution for Standerdizing Assisted Reproductive Technology）の報告によれば、2007 年から 2016 年までに、提供卵子による IVF-ET を 72 件実施し、32 人の出生児を得たことを報告している。https://jisart.jp/about/extarnal/proven/　2017/01/22 最終閲覧。
10）OD-NET：Oocyte Donation NETwork の略。提供卵子を望む人たちがつくった卵子バンクであるが、卵子提供者の募集はしているが、どのようにレシピエントを選択しているのかなどは不明。
11）法制度化が頓挫した後、厚生省・法務省が日本学術会議に依頼し検討されたが何の成果もなかった。その経緯については、拙稿「生殖補助医療――法整備への動向」『家族社会学研究』第 20 巻 2 号、2008 年、日本家族社会学会参照。
12）本書では、日本の社会において、生殖テクノロジーがいかに受容され、生殖（性交、妊娠、出産）に対する認識をどのように変容し、再構成してきたかをフーコー以降の「生権力論」の展開のなかで位置づけるという射程をもっている。したがって、ここでは、テクノロジーに依拠する生殖を「倫理的に」検討するものではない。また、バトラーが展開したような性別の境界線にこだわり、現代の生殖テクノロジーによる生殖の実践に対する自然本質主義批判を試みるものでもない。
13）原著での pathways は訳書において「経路」と訳されているが、本書ではわかりやすくする目的で、「領域」ということばを使うが、文脈に応じて「経路」という訳語を用いる場合もある。
14）初めての輸血は、1667 年、フランス（パリ）において、医師ドニが精神を病んでいた被験者モーロワから 60ml の血液を抜き、仔牛の血液 450ml を輸血したとされている。また、アメリカの初代大統領ジョージ・ワシントンの死因が瀉血ではないかとの解釈もある（タッカー 2013：21-33、7-8）。
15）日本では、臓器移植においてドナーとレシピエントを結ぶシステムが構築される背景には、脳死下での臓器移植を進めたいという医学的欲求がまずあり、そもそも脳死は人の死かが問われ、とりあえず法整備もなされた。しかし、2009 年の法改正後も、日本では臓器移植の全体数は増加していない。
16）森岡正博は、いち早く、脳死と臓器移植を結びつける経路への異変を捉え、脳死者は「脳死の人」であると主張した。『脳死の人』参照。
17）今日、先進諸国では禁止されているが、売血や二つある腎臓の一つを売り渡すことなども、ないではない。
18）進化とは、生物学的進化の最適化の結果であろう。増強は生物学的次元の問題ではない。人為的にそれを「欲望する」ということは、人間の主観的欲望に依拠

するということである。
19)『女性と新しい生命倫理の創造——体外受精と家族関係をめぐって』お茶の水女子大学生命倫理研究会編、1991.10　調査期間は 1990 年 12 月～ 1992 年 3 月までである。ちなみに、1990 年の体外受精治療周期数は 7565 であり、体外受精による出生数は 1048 人である。
20) ART に関する医師の語りについては、柘植あづみ『文化としての生殖技術——不妊治療にたずさわる医師の語り』松嶺社、1999 に詳しい。
21) 図 8-1.～ 4. は、日産婦会「倫理委員会」が集計・公表した ART 実施結果を筆者が再集計し、グラフ化したものである。
22) SART (Society for Assisted Reproductive Technology) は、アメリカにおける「体外受精や生殖補助医療を専門に働く医師の集まり」であり、「患者が最良のケアを受けられるよう、生殖補助医療の水準を確立し、維持する」民間組織である。日本の JISART はこの組織を模しているようだが、規模はまったく異なる。
23) 日比野由利他「卵子提供に対する医師・不妊当事者の意識と実態」2012　参照。
24) 日比野由利『ルポ　生殖ビジネス』2015　朝日新聞出版参照。
25) 2008 年、日本人がインドで代理出産依頼を行ったが、依頼者夫婦が離婚したために、生まれた子どもが日本に帰国できなくなった事件。
26) アメリカで起こった、代理母(人工授精型の代理出産)が出産後、子どもを依頼主夫婦に引き渡さなかったことから、起こった裁判とメディアでの議論を総称して「ベビー M 事件」といい、詳細は、チェスラー・フェリス『代理母　ベビー M の教訓』1993 平凡社、ケイン・エリザベス『バースマザー　ある代理母の手記』1993 共同通信社参照。

おわりに

　今日、体外受精は不妊治療として広く展開されている。もちろん、不妊治療を受けている人々が体外受精を当然の治療とみなしているかどうかはわからないが、体外受精が特別な病院で行われる特別な治療ではなくなっていることは事実である。日本の社会において、「試験管ベビー」といわれた体外受精がたかだか30年あまりで「自然な治療」と受け取られるようになったということである。そのような変化を促したのは、精子や卵子、受精卵の凍結保存、顕微授精などの中心的な人工生殖技術を改良する専門家集団はもちろんのこと、その周辺を形作っている薬や食事、受胎能力を高めるためのさまざまな身体改良の専門家が登場し、集団が形成されてきたことによるだろう。私は、このような人工生殖の平準化は、「医療の必然性というよりは、むしろ市場と消費文化によって形成され」(ローズ2014：40)た、とみるローズに賛同する。

　つまり、彼はその著書『生そのものの政治学』において、フーコーが明示した「政治が生そのものを位置づける」という「生政治 bio-politics」を、「生命をつくること、生命を形成すること、生命を最適化すること」(同上書：iv)であるとし、たとえば、「ゲノム学や神経生物学の観点からの人間の病理にかんする新たな生物学的理解は、希望とむすびついている」(同上書：v)と述べている。しかし、日本における生政治には特殊な系譜があり、その「生命科学の制度的なかたち、経済のあり方や投資の体制、そして権威、評価、主体化のシステムは、ほかの地域とはおおきく異なっている」(同上書：vii)と指摘する。

　たしかに、日本における「生」をめぐる諸問題は西欧とは異なっているようにみえる。たとえば、「脳死・臓器移植」は脳死を死と認めるかどうか長く議論された[1]が、結局、脳死が人の死と認められて脳死者からの人体の贈与は法制度化され、その贈与の仕組みもできた。ところがこの人体贈与システムは発展的に機能しているとは言い難い。つまり、臓器移植はそれほど進んでいないということだ。とりわけ子どもの脳死者からの臓器提供はきわめて少ない。では、人工生殖技術の平準化はどうか。ローズが指摘するように、たしかに日本における人工生殖は、その需要と供給がかみ合っていない。人工生殖の技術水準はきわめて高いが、第7章で議論したように、非配偶者間での人工生殖の利用に

関する法制度化は頓挫したままである。臓器移植も非配偶者間生殖も必要な人は外国に出かけてその医療を買っているのが現状である。

たしかに、「日本は『牧人司祭的な配慮』にかんするまったく異なった伝統をもち、そこでの精神的・医学的な権威と主体の自己統治とのあいだには別な関係性が存在する」（同上書：vi）というローズの指摘は了解される。では、日本における精神的・医学的権威と主体の自己統治のあいだの関係性は、西欧のそれとどう違うのか。私はこれを「自然」ということばの意味するところ、またその使用の仕方、つまり「自然であることの認識」の差異と捉えている。本書では、人工生殖の受容を促した要因として、人工生殖技術、あるいはその周辺を取り巻く不妊治療のシステムを人々が「自然」とみなすようになったからであるという仮説の検証を行ってきた。これまで、「自然である」ことの意味を明らかにせずに論を進めてきた。本書を締めくくるにあたり、日本の社会で、あるいは日本語において、「自然である」ことの意味を指摘しておきたい。

さて、フランス革命を牽引したと目されてきたジャン＝ジャック・ルソーは「自然に還れ」と言った、と後世では認識されている。実際にはルソーは「自然に還れ」とはどこにも記していない。このような言説があたかもルソーのそれであるかのように語られてきたのはなぜか。ひとつには彼が自然人、あるいは自然状態を「よいもの」あるいは「善」と捉えているからである。ルソーに先んじて近代の市民社会を準備したといわれるホッブズの自然観とは逆である。ホッブズにとって、自然状態は「万人の万人に対する戦争状態」であった。両者はまったく異なっているのだろうか。ここでの問題意識、つまり自己統治という観点からみれば、両者は根本において違いはないと考える。それは、ルソーもホッブズも「自然」に対峙するものとして「人間」を想定しているからである。三浦雅士は、その著書で、「自然」が身体を抑圧する、という。

「子供の外見はうまれつきのものでなければならなかった」という中間階級の考え方の背後には、あきらかに十八世紀の啓蒙思想がある。……その中間階級こそ、こぞって娘にコルセットをはめさせた階級なのだ。おそらく、くびれた腰は、理想的な「生まれつき」とみなされたのだろう。くびれた腰が理想的な自然であるならば、不自然な腰は矯正されなければならない。いまでは普通のこととなっている歯並びの矯正と同じことだ。（三浦 1994：52-3）

西欧にとって、アルプスを越えたところの自然は脅威であった。それを技術によって克服すべきものとしたのは西欧近代である。西欧世界が他に先んじて科学技術を発展させてきた背景には、恐ろしい自然が人間の前に屹立していたからであろう。自然を技術によってなだめることに成功したとき、自然は美しくもあり、風景画にも描かれるようになる。自然を美しく描いた印象派の絵画はまさに西欧近代が生んだ新しい「自然」の理想形である。

　つまり、「子供の外見は生まれつきのものでなければならない」ということ、自然でなければならないということが、もっとも先端的な技術によって人工的になされるということなのである。それは結果的に「幼児期に布でぐるぐる巻きにされ、手足をきつく縛って胎児の姿勢にもどらないようにされた」農民の子どもと同じことになるのではないか。(同上書：53)

　では、ローズが西欧とは異なっていると見做している日本社会における「自然」とは何か。小学校唱歌としてもよく歌われた「朧月夜」(高野辰之作詞)という歌がある。今でも、これは懐かしい「日本の原風景」であると思われている。しかし、驚くべきことに、この歌詞にはそれを語っている人間が登場しないのである。歌われているのは「里の夕暮れどきの情景」だけである[2]。まるで俳句のようであり、人と風景は同化している。とくに2番の歌詞は、「里の灯り、森、田んぼのあぜ道を歩く人、蛙の鳴き声、お寺の鐘の音」これらは同列の風景なのである。つまり、日本人にとって、「自然」は人と対立するのではなく、同列である。自然は征服するものとして人間に対峙してはいないのではないか。

　また、日本には、たとえば銀閣寺にあるような庭園がいくつもある。その庭のつくり方をたとえばベルサイユ宮殿のそれと比べてみる[3]と非常に対照的である。銀閣寺の庭園の樹木や池、小川は「あたかも自然であるかのように」加工されている。ところが、ベルサイユ宮殿の庭園は、「樹木は円錐形、円柱形などに刈り込まれ、池はプールのような長方形」に加工されている。この庭園の相違からわかることは、日本人にとって、「あたかも自然であるかのような人工」が好まれるということになろう。

　このような自然観の相違は、養子に関する法律にもみることができる。日本

には民法に「特別養子縁組法」[4]というものがあり、「普通養子縁組法」と区別されている。特別養子縁組法によって養子となった子と養親は戸籍上、実の親子関係とみなされるという法律である。要するに血縁関係のない親子があたかも血縁関係のある親子であるように偽装するという法律である。偽装しなければならない理由は明瞭である。血縁のある親子こそが「自然の親子」であり、血縁のない親子は「自然でない親子」として差別の対象になるからである。このように、日本では「法が事実を隠蔽する」ことがある。真実よりもあたかも真実であるかのような、つまり「自然に見えること」が正義なのである。

AID[5]によって生まれた子どもは遺伝的に父親とのつながりをもっていないが、「実子」と登録されている。西欧では、AIDで生まれた子どもの遺伝的出自を知る権利が保障されつつあるが、日本ではそのようなことはない。第7章で検討したように、提供精子によって生まれた子どもたちの苦悩は放置されたままである。

日本産科婦人科学会が体外受精を「法的に婚姻したカップル[6]」のみに実施することを方針にしたのは、おそらくDI児の虚偽の出生届に対する後ろめたさがあったからではないか。この学会は、今のところ体外受精技術を夫婦間にかぎって実施しており、変える気配はない。たしかに、提供卵子による体外受精を行っている医療集団（JISART）や提供卵子を募集するNPO法人もできた。しかし、技術によって「自然でない親子」をつくることに、日本の専門家たちは踏み切れない。それが彼らの司牧権力の特徴である。とはいえ、海外で提供卵子によって子どもをつくった政治家や代理出産で子どもを得たことを公表する著名人が出てきており、いずれなし崩し的に提供卵子による体外受精は国内で可能になるかもしれない。しかし、日本社会に、「自然な親子」という幻想が共有されているかぎり、臓器提供のようなシステムができるとは思われない。

【註】
1) 1997年に成立した臓器移植法の前段に、1992年から開かれた脳死臨調（臨時脳死及び臓器移植調査会）がある。この調査会の結論には「脳死は人の死ではない」という少数意見が付帯されている。臓器移植を進めるために「脳死を人の死」とする擬制への反対表明である。死をめぐっては特別養子縁組法とは異なる。

2)「朧月夜」の歌詞は以下のとおりである。1. 菜の花畠に、入日薄れ、見わたす山の端、霞ふかし。春風そよふく、空を見れば、夕月かかりて、にほひ淡し。2.

里わの灯影も、森の色も、田中の小路をたどる人も、蛙の鳴く音も、鐘の音も、さながら霞める朧月夜。
3）この庭園の違いを指摘してくれたのは、美学者、柳宗玄である。
4）法制審議会は 2019 年 1 月、特別養子縁組制度の見直し案をまとめたという。これまで原則 6 歳未満の子どもを対象にしていたが、15 歳未満に引き上げるという（朝日新聞 1 月 30 日付）。これはますます擬制を拡大していくということである。
5）2018 年秋、AID による生殖医療を推進してきた慶応義塾大学医学部産婦人科教室は、とりわけ AB 型精子ドナー不足をきっかけに、AID を中止すると発表した。人工授精キッドが出回っている現在、個人的に行われる人工生殖によって発生する問題（感染症や精子の売買など）が危惧される。
6）のちに、「事実婚」カップルでも体外受精は受けられるようになった。

【参考・引用文献】

【和文文献】

アクターバーク・J.（1994）『癒しの女性史』長井英子訳、春秋社。
浅井美智子（2011）「新生殖技術に対する受容と拒否の要因」pp.26-34、「新生殖技術に対する自然観の変容」pp.35-48、大阪府立大学・生殖医療倫理研究会編『生殖医療倫理研究論集　生殖技術は氾濫・反乱する』創刊号。
─────,（2008）「政策資料解説　生殖補助医療──法整備への動向──」、『家族社会学研究』、第20巻第2号、日本家族社会学会、pp.77-84。
─────,（2005）「ジェンダーフレイムから見た新生殖技術」上杉富之編『現代生殖医療　社会科学からのアプローチ』世界思想社。
─────,（2002）「生殖技術と自己決定──代理母のエシックス／ポリティクス」金井淑子・細谷実編、『身体のエシックス／ポリティクス　倫理学とフェミニズムの交叉』ナカニシヤ出版。
─────,（2000）「生殖技術とゆれる親子の絆」、藤崎宏子編『親と子　交錯するライフコース』、ミネルヴァ書房。
─────,（1996）「第七章　生殖技術と家族」江原由美子編『生殖技術とジェンダー』、勁草書房。
─────,（1991）「第3章　女性と不妊治療──聞き取り調査」お茶の水女子大学生命倫理研究会編『女性と新しい生命倫理の創造──体外受精と家族関係をめぐって』、pp.118-142。
─────,（1991）「近代的母性観の比較論的考察──明治前期における近代化思想の陥穽──」お茶の水女子大学　人間文化研究科『人間文化研究年俸』第15号
浅井美智子・渡辺竹美（2000）「出産の『自然観』に関する研究」山梨県立看護短期大学共同研費助成金成果報告書。
浅井美智子・柘植あづみ編,（2012）『つくられる生殖神話　生殖技術・家族・生命』制作同人社。
朝日新聞大阪社会部（1995）『海を渡る赤ちゃん』朝日新聞社。
天笠啓祐（1994）『優生操作の悪夢　医療による生と死の支配』社会評論社。
アンドルーズ・L／ネルキン・D（2003）『人体市場　商品化される臓器・細胞・DNA』野田亮・野田洋子訳、岩波書店。
アンブロセリ・クレール（2004）『医の倫理』中川米造訳、白水社。
石原理（2010）『生殖医療と家族のかたち　先進国スウェーデンの実践』平凡社。
ウェクスラー・アリス『ウェクスラー家の選択　遺伝子診断と向きあった家族』武藤香織・額賀淑郎訳、新潮社。
上野千鶴子・綿貫礼子編著（1996）『リプロダクティブ・ヘルスと環境　共に生きる世界へ』工作舎。

ESHRE 編　2008　『生殖医療をめぐるバイオエシックス　生殖補助医療と遺伝子の接点：技術的・社会的倫理ならびに法的諸問題』鈴森薫訳　メジカルビュー社。
エーレンライク・B & イングリシュ・D（1996=1998）『魔女・産婆・看護婦』長瀬久子訳、法政大学出版局。
エラルド・F.（1986）『バイオ　思想・歴史・権力』菅谷暁・古賀祥二郎・桑田禮彰訳、新評論。
緒方正清（1980）『日本産科学史』1919／復刻版、科学書院。
荻野美穂（2014）『女のからだ　フェミニズム以後』岩波書店。
―――,（2008）『「家族計画」への道　近代日本の生殖をめぐる政治』岩波書店。
―――,（1994）『生殖の政治学　フェミニズムとバース・コントロール』山川出版社。
大越愛子（2008）「懐胎・分娩はいかなる労働か」関西倫理学会編「倫理学研究」第38号、晃洋書房。
大林道子（1994=1996）『お産――女と男と　羞恥心の視点から』勁草書房。
―――,（1989=1997）『助産婦の戦後』勁草書房。
大野和基（2009）『代理出産　生殖ビジネスと命の尊厳』集英社。
大田静雄（1983）『試験管の中の子どもたち　人工授精時代』三一書房。
奥平紗実（2017）『「子なし」のリアル』幻冬舎。
小田切房子他（1992）「会陰切開に関する検討――産科的リスク要因との関連性――」埼玉県立衛生短期大学紀要17号。
お茶の水女子大学生命倫理研究会編（1991）「女性と新しい生命倫理の創造――体外受精と家族関係をめぐって」お茶の水女子大学生命倫理研究会。
カス・レオン・R.（2005）『治療を超えて　バイオテクノロジーと幸福の追求』倉持武監訳、青木書店。
カストリアディス・コルネリュウス（1994）『迷宮の岐路Ⅰ』宇京頼三訳、法政大学出版局。
金津日出美（1997）「〈日本産科学〉の成立」『江戸の思想6』ぺりかん社。
金森修（2005）『遺伝子改造』勁草書房。
カーン・アクセル（2011）『モラルのある人は、そんなことはしない　科学の進歩と倫理のはざま』林昌宏訳、トランスビュー。
神里彩子・成澤光編（2008）『生殖補助医療　生命倫理と法――基本資料集3』信山社。
軽部征夫（1998）『ヒト・ゲノムの暗号を読む　人が人になる遺伝子の不思議』河出書房新社。
河上睦子（1997）「中絶論の再考――フェミニズムの生命論」「月刊フォーラム第9巻」社会評論社。
ギデンズ・A.（1992）『親密性の変容』松尾精文・松川昭子訳、而立書房。
金城清子（1996）『生殖革命と人権　産むことに自由はあるのか』中央公論社。

くどうみやこ（2018）『誰も教えてくれなかった 子どものいない人生の歩き方』主婦の友社。
ケイン・エリザベス（1993）『バースマザー ある代理母の手記』落合恵子訳、共同通信社。
ケブルス・ダニエル J.／フード・リーロイ（1997）『ヒト遺伝子の聖杯 ゲノム計画の政治学と社会学』石浦章一・丸山敬訳、アグネ承風社。
小泉義之（2012）『生と病の哲学 生存のポリティカルエコノミー』青土社。
―――, （2003）『生殖の哲学』河出書房新社。
香西豊子（2007）『流通する「人体」献体・献血・臓器提供の歴史』勁草書房。
五島綾子（2014）『〈科学ブーム〉の構造 科学技術が神話を生みだすとき』みすず書房。
小松美彦（2013）『生を肯定する いのちの弁別にあらがうために』青土社。
菰田麻紀子（1996）『代理母出産 子宮がなくても子供が抱けた!!』近代映画社。
コリア・ジーナ（1993）『マザー・マシン 知られざる生殖技術の実態』斎藤千香子訳、作品社。
才村眞理編著（2008）『生殖補助医療で生まれた子どもの出自を知る権利』福村出版。
財団法人母子衛生研究会編（1998）「母子保健の主なる統計」母子保健事業団。
坂井律子・春日真人（2004）『つくられる命』NHK 出版。
榊佳之（2001）『ヒトゲノム 解読から応用・人間理解へ』岩波書店。
佐々井玄敬(茂庵)（2000）『産家やしなひ草』お産のミニ博物館・産科文献読書会編。
柴原浩章、他編（2007）『図説よくわかる臨床不妊症学〔生殖補助医療編〕』中外医学社。
ジョーダン・ブリジット（2001）『助産の文化人類学』宮崎清孝・滝沢美津子訳、日本看護協会出版会。
下重暁子（2017）『わたしが子どもをもたない理由』かんき出版。
白井千晶（2015-16）「当事者アンケートから見た卵子提供を受けて母親になった女性の経験」『アジア太平洋研究センター年報』、pp.34-42。
―――, （2015）「卵子の提供を受けて母親になった女性の妊娠以降の経験について―当事者インタビュー調査より」『アジア太平洋レビュー第 12 号』、pp.51-68。
―――, （1999）「自宅出産から施設出産への趨勢的変化―戦後日本の場合」『社会学年誌』40 号、早稲田大学社会学会。
シュロー・クロード（2001）『クローンの国のアリス』工藤妙子訳、青土社。
シンガー・P.（1999）『実践の倫理』山内友三郎・塚崎智訳、昭和堂。
シンガー・P., ウェールズ・D.（1988）『生殖革命 子供の新しい作り方』晃洋書房。
杉山次子・堀江優子（1996）『自然なお産を求めて 産む側からみた日本ラマーズ法小史』勁草書房。
鈴木七美（1997）『出産の歴史人類学 産婆世界の解体から自然出産運動へ』新曜社。

須藤みか（2010）『エンブリオロジスト　受精卵を育む人たち』小学館。
スパー・デボラ・L（2006）『ベビー・ビジネス　生命を売買する新市場の実態』椎野淳訳、ランダムハウス講談社。
スピヴァック・ガヤトリ・C.（2000）『文化としての他者』鈴木聡他訳、紀伊國屋書店。
セール・ミシェル（2006）『人類再生　ヒト進化の未来像』米山親能訳、法政大学出版局。
高倉正樹　2006　『赤ちゃんの値段』講談社。
タッカー・ホリー（2013）『輸血医ドニの人体実験　科学革命期の研究競争とある殺人事件の謎』寺西のぶ子訳、河出書房新社。
チェスラー・フィリス（1993）『代理母　ベビーM事件の教訓』佐藤雅彦訳、平凡社。
塚本絵美・杉浦絹子（2006）「出産場所選択要因に関する研究」『三重看護学誌』第8巻。
柘植あづみ（2012）『生殖技術　不妊治療と再生医療は社会に何をもたらすか』みすず書房。
―――，（1999）『文化としての生殖技術　不妊治療にたずさわる医師の語り』松嶺社。
―――，（1995）「生殖技術における受容と拒否のディスクール」浅井美智子・柘植あづみ編『つくられる生殖神話　生殖技術・家族・生命』制作同人社。
出口顯（1999）『誕生のジェネオロジー　人工生殖と自然らしさ』世界思想社。
テスタール，ジャック（2005）『透明な卵　補助生殖医療の未来』小林幹生訳、法政大学出版局。
ドゥーデン・バーバラ（1993）『胎児へのまなざし　生命イデオロギーを読み解く』田村雲供訳、阿吽社。
ドンズロ・J.（1991）『家族に介入する社会　近代家族と国家の管理装置』宇波彰訳、新曜社。
中山元（2010）『フーコー　生権力と統治性』河出書房新社。
中窪優子・三砂ちづる（2003）「助産所における会陰裂傷の実態と分娩体験」日本助産学会誌、第16巻第2号。
永田えり子（1995）「生殖技術と市場」浅井美智子・柘植あづみ編『つくられる生殖神話』制作同人社。
ナスバウム・マーサ・C.、サンスタイン・キャス・R.（2001）『クローン、是か非か』中村桂子・渡会圭子訳、産業図書。
新村拓（1996）『出産と生殖観の歴史』法政大学出版局。
橳島次郎（2001）『先端医療のルール　人体利用はどこまで許されるのか』講談社。
根津八紘・沢見涼子（2009）『母と娘の代理出産』はる書房。
根津八紘（1998）『不妊治療の副産物　減胎手術の実際　その問いかけるもの』近代

文芸社。
野田聖子（2011）『生まれた命にありがとう』新潮社。
バーカー・フランシス（1997）『振動する身体　私的ブルジョア主体の誕生』末広幹訳、ありな書房。
ハッキング・イアン（2012）『知の歴史学』出口康夫・大西琢朗・渡辺一弘訳、岩波書店。
ハーバーマス・ユルゲン（2012）『人間の将来とバイオエシックス』三島憲一訳、法政大学出版局。
バルーン編集部（1997）『Ballon 3 赤ちゃんがほしい』主婦の友社。
檜垣立哉（2006）『生と権力の哲学』筑摩書房。
―――，（2012）『ヴィータ・テクニカ　生命と技術の哲学』青土社。
―――，（2012）『子供の哲学　産まれるものとしての身体』講談社。
檜垣立哉編著（2015）『バイオサイエンス時代から考える人間の未来』勁草書房。
緋田研爾（1991）『精子と卵のソシオロジー　個体誕生へのドラマ』中央公論社。
日比野由利（2015）『ルポ　生殖ビジネス　世界で「出産」はどう商品化されているか』、朝日新聞出版。
日比野由利他（2012）「卵子提供に対する医師・不妊当事者の意識と実態」『日本予防医学会雑誌』、第 7 巻 2 号、pp.49-58。
非配偶者間人工授精で生まれた人の自助グループ・長沖暁子編著（2014）『AID で生まれるということ　精子提供で生まれた子どもたちの声』萬書房。
平井美帆（2006）『あなたの子宮を貸してください』、講談社。
フォックス・ロビン（2000）『生殖と世代継承』平野秀秋訳、法政大学出版局。
フクヤマ・フランシス（2000）『「大崩壊」の時代　人間の本質と社会秩序の再構築　上・下』鈴木主税訳、早川書房。
フーコー・ミシェル（2008）『生政治の誕生』（ミシェル・フーコー講義集成 8）慎改康之訳、筑摩書房。
―――，（2007）『安全・領土・人口』（ミシェル・フーコー講義集成 7）高桑和巳訳、筑摩書房。
―――，（1988）『臨床医学の誕生』神谷美恵子訳、みすず書房。
―――，（1986）『性の歴史Ⅰ　知への意志』渡辺守章訳、新潮社。
―――，（1974）『言葉と物――人文科学の考古学』渡辺一民・佐々木明訳、新潮社。
渕上恭子（2009）『バイオ・コリアと女性の身体』勁草書房。
ブリジット・ジョーダン（2001）『助産の文化人類学』宮崎清孝・滝沢美津子訳、日本看護協会出版会。
プロッツ，デイヴィッド(2005=2007)『ノーベル賞受賞者の精子バンク　天才の遺伝子は天才を生んだか』酒井泰介訳、早川書房。
ホー・メイワン（2000）『遺伝子を操作する　ばら色の約束が悪夢に変わるとき』三

交社。
保立道久（1990）『中世の愛と従属　絵巻の中の肉体』平凡社。
堀田あきお&かよ（2011）『不妊治療、やめました。～ふたり暮らしを決めた日～』ぶんか社。
松尾瑞穂（2013）『インドにおける代理出産の文化論　出産の商品化のゆくえ』、風響社。
松本亜樹子（2016）『不妊治療のやめどき』、WAVE出版。
松田道雄（1949）『赤ん坊の科学』創元社。
マテイ・ジャン-フランソワ（1995）『人工生殖のなかの子どもたち　生命倫理と生殖技術革命』浅野素女訳、築地書館。
三浦雅士（1994）『身体の零度　何が近代を成立させたか』講談社。
三木成夫（2010）『胎児の世界　人類の生命記憶』中央公論社。
美馬達哉（2012）『リスク化される身体　現代医学と統治のテクノロジー』青土社。
宮下洋一（2015）『卵子探しています　世界の不妊・生殖医療現場を訪ねて』、小学館。
向井亜紀（2007）『家族未満』小学館。
─────,（2002）『プロポーズ　私たちの子どもを産んでください。』マガジンハウス。
村岡潔・岩崎晧・西村理恵・白井千晶・田中俊之（2004）『不妊と男性』青弓社。
森岡正博（1989）『脳死の人　生命学の視点から』東京書籍。
安田登（2014）『日本人の身体』ちくま書房。
柳原良江（2011）「代理出産における倫理的問題のありか──その歴史と展開の分析から」日本生命倫理学会「生命倫理」通巻22号。
─────,（2010）「メディアの中の代理懐胎者像──大衆雑誌の言説分析から」「死生学研究13号」東京大学大学院人文社会系研究科。
山崎吾郎（2011）「臓器移植の生経済　治療から数の調整へ」、檜垣立哉編著『生権力論の現在　フーコーから現代を読む』、勁草書房、pp.15-46。
山本直英（1997）『セクシュアル・ライツ　人類最後の人権』明石書店。
横山美栄子（1991）「第4章　不妊治療に携わる医者の家族観と実践──医者の聞き取り調査(1)──」お茶の水女子大学生命倫理研究会編『女性と新しい生命倫理の創造──体外受精と家族関係をめぐって』、pp.143-153。
吉田潮（2017）『産まないことは「逃げ」ですか？』KKベストセラーズ。
吉村泰典（2013）『間違いだらけの高齢出産』新潮社。
吉村典子（1997=1985）『お産と出会う』勁草書房。
米本昌平（2006）『バイオポリティクス　人体を管理するとはどういうことか』、中央公論社。
─────,（1985）『バイオエシックス』、講談社。
レヴィナス・E.『存在の彼方へ』合田正人訳、講談社。
ロスマン、バーバラ・K.（1996）『母性をつくりなおす』広瀬洋子訳、勁草書房。

ローズ・ニコラス（2014）『生そのものの政治学　二十一世紀の生物医学、権力、主体性』檜垣立哉監訳、法政大学出版局。

【欧文文献】

Baldi Pierre., *The Shattered Self−The End of Natural Evolution*−Massachusetts Institute of Technology, 2001

Buchanan A., Brock D.W., Daniels N., & Wikler D., *From Chance to Choice−Genetics & Justice*−The Press Syndicate of The University Cambridge, 2000

Foucault Michel（1696）*L'archéologie du savoir*, Éditions Gallimard,

―――, （1966）*Les mots et les choses*, Éditions Gallimard,

―――, （1966）*Histoire de la sexualité 1 La volonté de savoir*, Éditions Gallimard,

Mehlman M.J. & Botkin J.R., *Access to the Genome−The Challenge to Equality*−Georgetown University Press, 1998

Mzcgee G., The *Perfect Baby* Rowman & Littlefield Publishers, Inc., 2000

Robertson John A., *Children of choice−Freedom and New Reproductive Technologies*−Princeton University Press, 1994

Rose Nikolas（2007）*The Politics of Life Itself : Biomedicine, Power, and Subjectivity in the Twenty-First Century*, Princeton University Press

―――, （2001）*The Politics of Life Itself*, Article in Theory Culture & Society（https://www.researchgate.net/publication/247948450）

Tong, R.（1997）*Feminist Approaches to Bioethics*, Colo : Westview Press.

【デジタル文献】

朝日新聞デジタル 2015 年 1 月 21 日

Business Journal/2013.3.10　http://biz-journal.jp/　最終閲覧日 2015.2.14

Business Journal/2013.3.11　http://biz-journal.jp/　最終閲覧日 2015.2.14

【初出一覧】

はじめに　書き下ろし

第1章　「助産システムの変容」「出産が回避されるジェンダー要因および技術的要因に関する研究」（科学研究費補助金（基盤研究(C)）（代表：浅井美智子）研究成果報告書、2007）に依拠し大幅に書き改めている。

第2章　書き下ろし
出産が回避されるジェンダー要因および技術的要因に関する研究」（科学研究費補助金（基盤研究(C)）（代表：浅井美智子）研究成果報告書、2007）に「医療者の助産技術・ジェンダーへの意識」のデータに依拠した。

第3章　「新生殖技術に対する受容と拒否の要因」「生殖技術は氾濫／反乱する」大阪府立大学・生殖医療倫理研究会編「生殖医療倫理研究論集」2011に依拠し大幅に書き改めている。

第4章　「新生殖技術に対する自然観の変容」「生殖技術は氾濫／反乱する」大阪府立大学・生殖医療倫理研究会編「生殖医療倫理研究論集」2011に依拠し大幅に書き改めている。

第5章　「人工生殖を支配する生政治」『女性学研究18』大阪府立大学女性学研究論集18、2011

第6章　「バイオテクノロジーを問題化する言説への疑義——生殖技術をめぐる言説のジェンダー視点の不在——」『人文学論集　第24集』大阪府立大学人文学会、2006

第7章　「生殖身体のドネーションについての検討」『女性学研究 22』大阪府立大学女性学研究論集22、2015

第8章　「日本における生殖技術の最適化についての考察」『女性学研究 24』大阪府立大学女性学研究論集24、2017

おわりに　書き下ろし

【著者略歴】

浅井　美智子
お茶の水女子大学大学院博士課程単位取得退学
専門は社会哲学、ルソー思想、ジェンダー論
主な著書、論文：編著『つくられる生殖神話』（制作同人社）
「ジェンダー」（宮島喬編『現代社会学』有斐閣）
「ジェンダーフレイムからみた新生殖技術」（上杉富之編『現代生殖医療』世界思想社）
「生殖技術と家族」（江原由美子編『生殖技術とジェンダー』勁草書房）
「ルソー思想における性と生殖」（『女性学研究25』大阪府立大学女性学研究センター）他

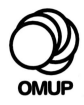

OMUPの由来
大阪公立大学共同出版会（略称OMUP）は新たな千年紀のスタートとともに大阪南部に位置する5公立大学、すなわち大阪市立大学、大阪府立大学、大阪女子大学、大阪府立看護大学ならびに大阪府立看護大学医療技術短期大学部を構成する教授を中心に設立された学術出版会である。なお府立関係の大学は2005年4月に統合され、本出版会も大阪市立、大阪府立両大学から構成されることになった。また、2006年からは特定非営利活動法人（NPO）として活動している。

Osaka Municipal Universities Press (OMUP) was catablished in new millennium as an assosiation for academic publications by professors of five municipal universities, namely Osaka City University, Osaka Prefecture University, Osaka Women's University, Osaka Prefectural College of Nursing and Osaka Prefectural College of Health Sciences that all located in southern part of Osaka. Above prefectural Universities united into OPU on April in 2005. Therefore OMUP is consisted of two Universities, OCU and OPU, OMUP was renovated to be a non-profit organization in Japan from 2006.

日本における生殖医療の最適化

2019年3月25日　初版第1刷発行

著　者　　浅　井　美智子

発行者　　足　立　泰　二

発行所　　大阪公立大学共同出版会（OMUP）
　　　　　〒599-8531　大阪府堺市中区学園町1-1
　　　　　大阪府立大学内
　　　　　TEL　072(251)6533
　　　　　FAX　072(254)9539

印刷所　　株式会社 遊 文 舎

©2019 by Michiko Asai. Printed in Japan
ISBN 978-4-909933-00-3